緑内障・白内障は血流の改善でよくなる

黄斑変性・糖尿病網膜症・ドライアイにも効果

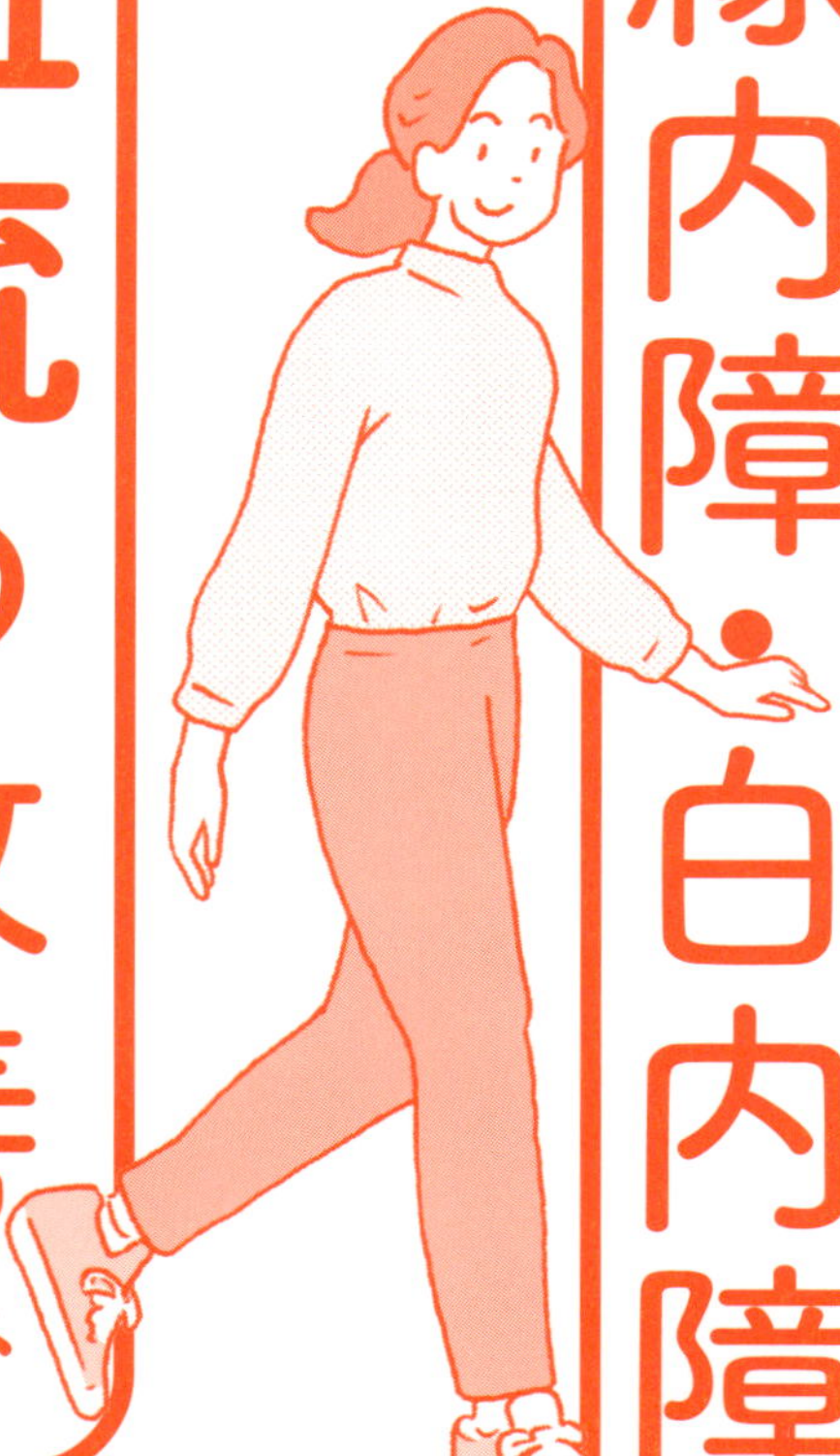

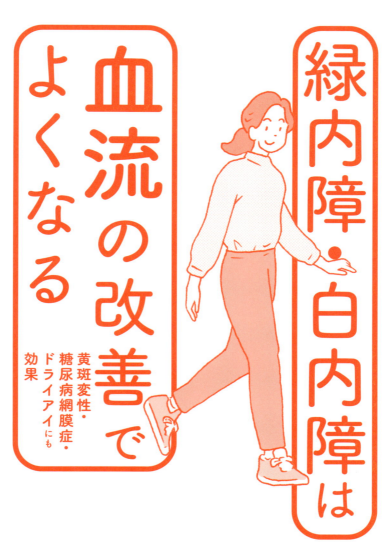

回生眼科院長
山口康三

徳間書店

眼底写真が証明

少食とウォーキングで目の病気が改善！

生活改善で目の病気を克服した
体験者の眼底写真です。

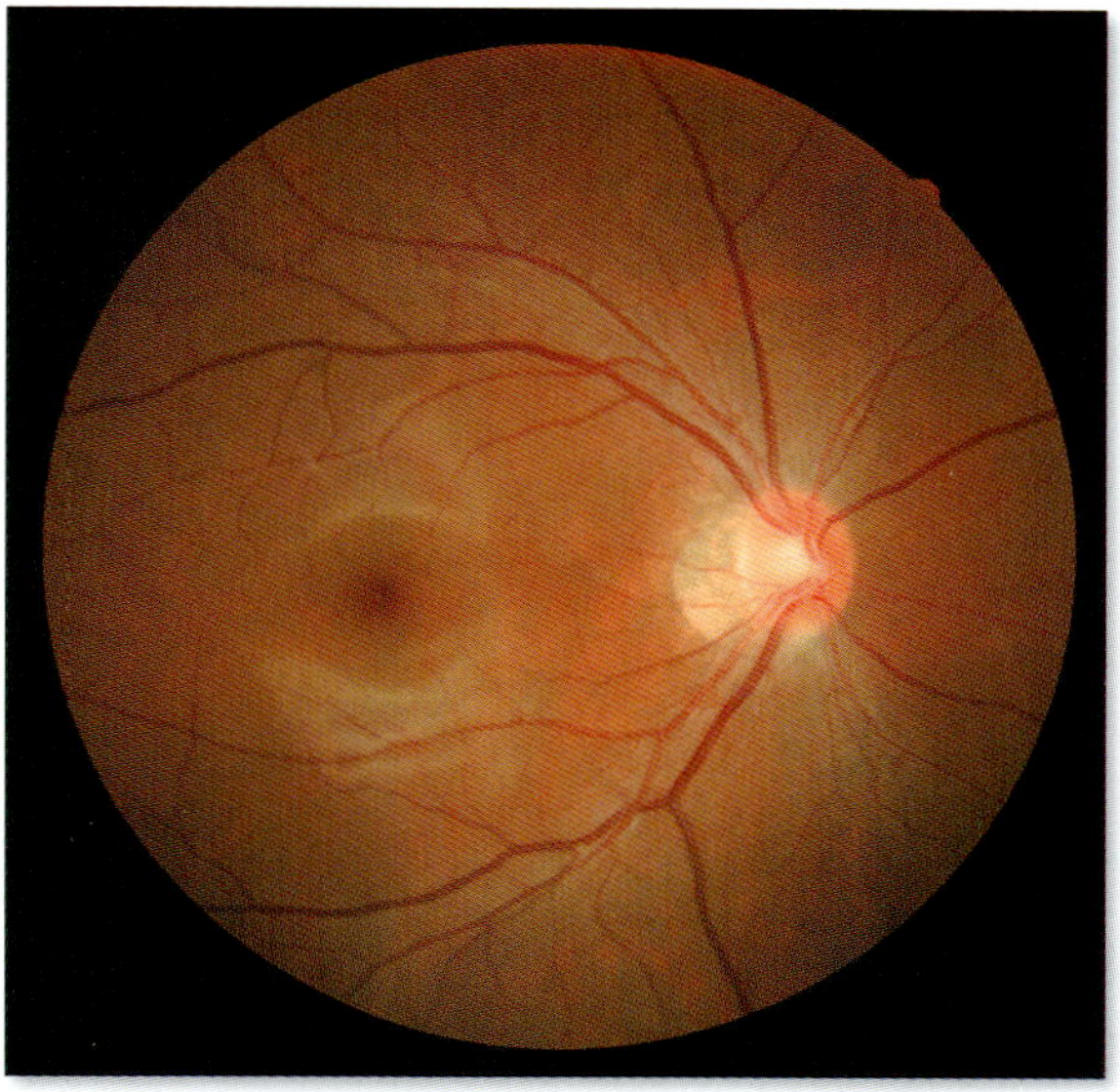

正常な眼底写真（右目）

緑内障の視野狭窄が大幅に改善した

（63歳・男性）

Before

（初診時　2013年3月27日）

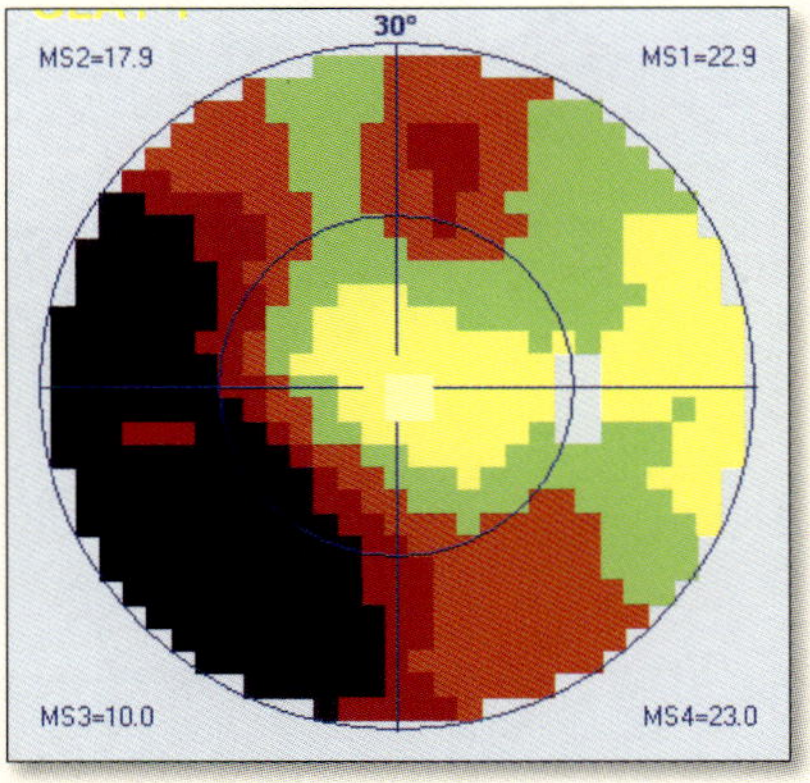

右目の視野検査の結果。色が黒くなるほど視野の欠損が進んでいることを示す。
黒い部分が視野の内側に広がり、視野狭窄が進んでいる。
MD（視野欠損度）は8.1。

After

（2013年5月8日）約1カ月半後

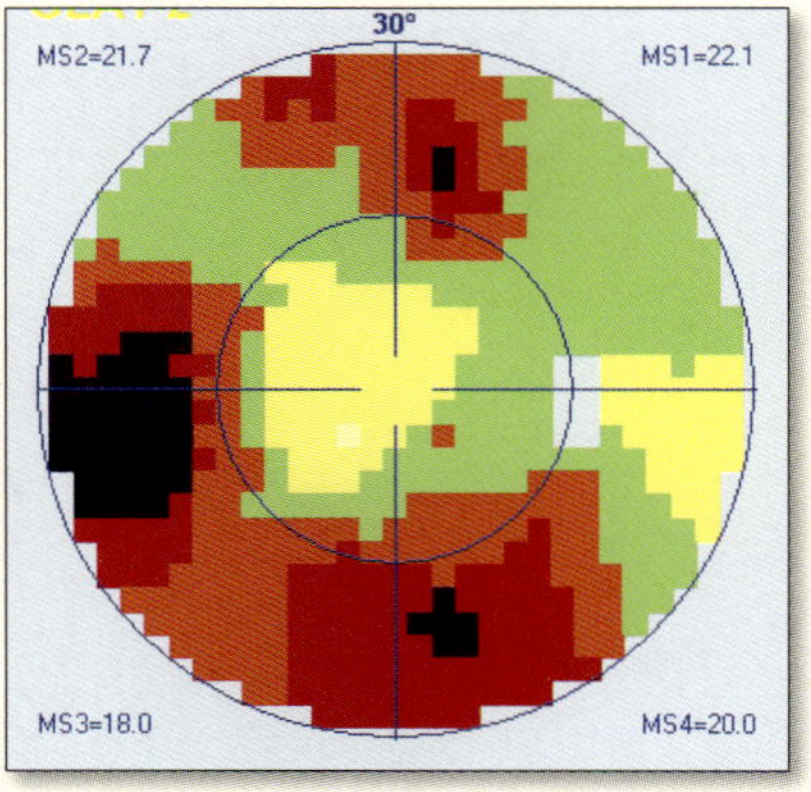

色の黒い部分が減っており、視野の欠損度が改善したことがわかる。
自覚症状としても視野が回復した。
MD（視野欠損度）は6.1に改善。

＼山口先生のコメント／

回復は難しいとされる緑内障ですが、生活改善を実践して、ここまで改善できました。
標準治療では、うまくいっても進行を抑えるところまでです。

詳しくは26ページ参照

黄斑変性の出血と白斑が眼球注射なしで消えた

（72歳・男性）

Before
（初診時　2013年2月5日）

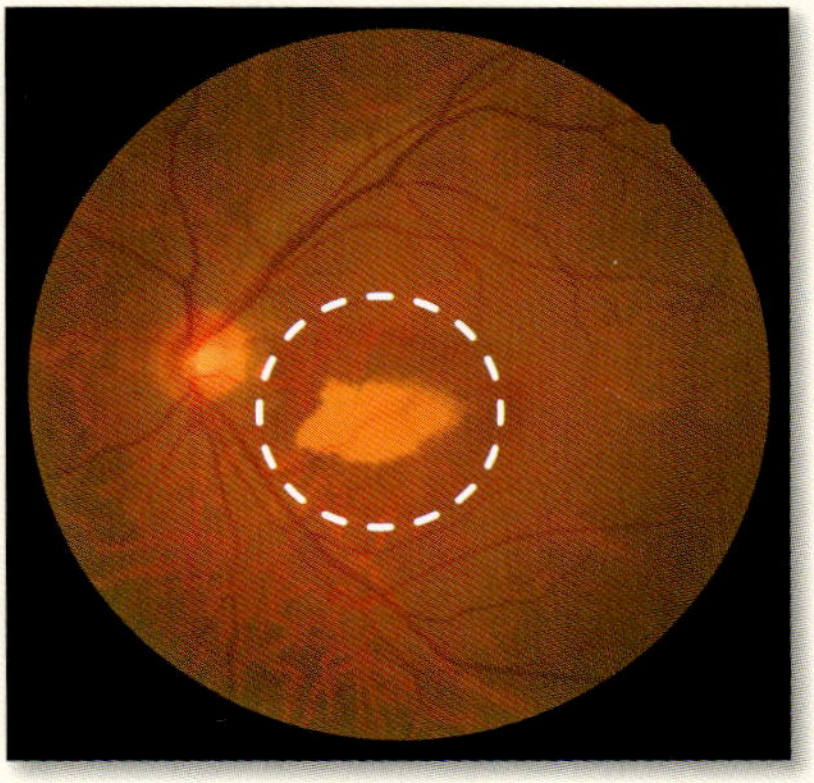

左目の視力低下。視力は0.2。
黄斑部に大きな楕円の白斑と大量の出血。
左目の中心に膜ができたようで見づらい。
ものがゆがんで見える。

After
（2013年4月23日）約2カ月半後

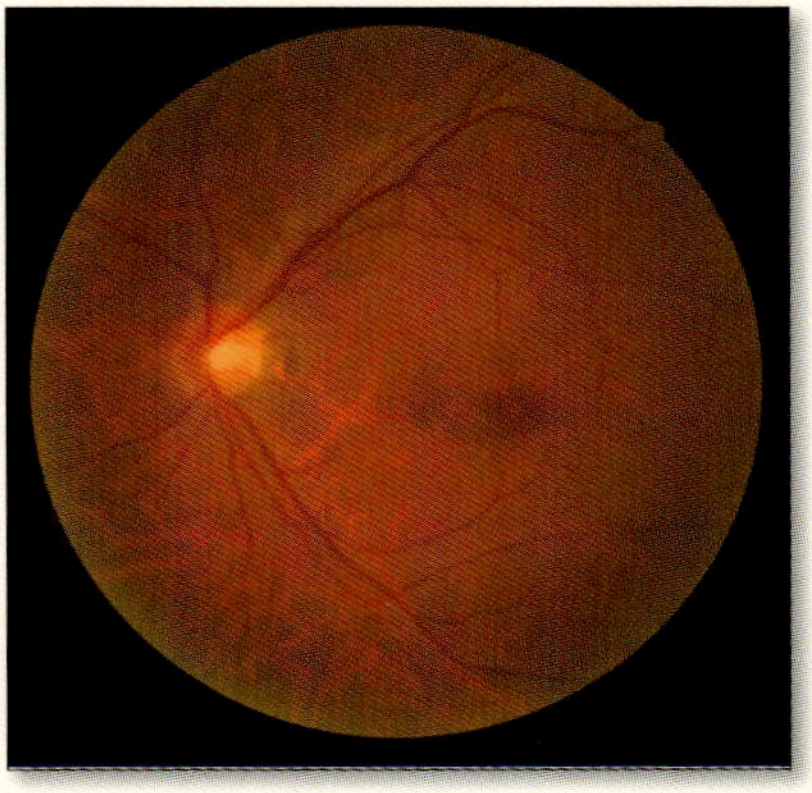

眼底写真の白斑と出血がほぼ完全に消失。
視力は0.8に改善。
黒い膜が見えなくなった。
視界のゆがみは、5カ月半後には改善し、8カ月後にはほとんど消失。

＼山口先生のコメント／

治療が難しいとされる黄斑変性でも、生活改善に取り組めば、眼球注射なしで治せるという好例です。

詳しくは29ページ参照

黄斑変性の眼底がきれいになった

（70歳・男性）

Before

（初診時　2017年12月2日）

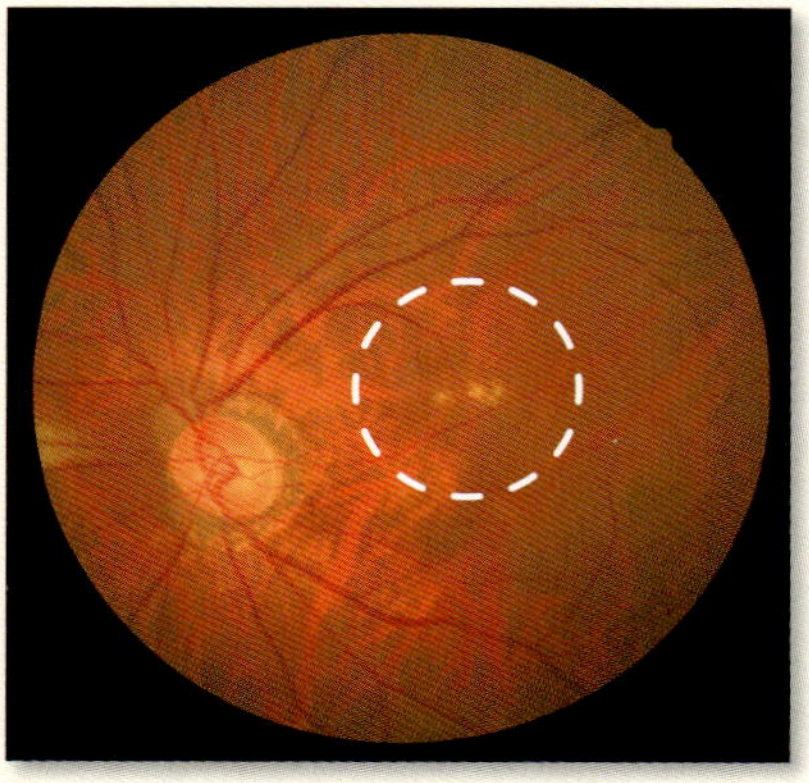

0.7だった視力は0.4に低下。
左目は線がゆがんで見える、見え方が小さい。
黄斑部に円形の浮腫と白斑があり、出血もある。
瞳孔に新生血管が見つかる。

After

（2018年12月20日）約1年後

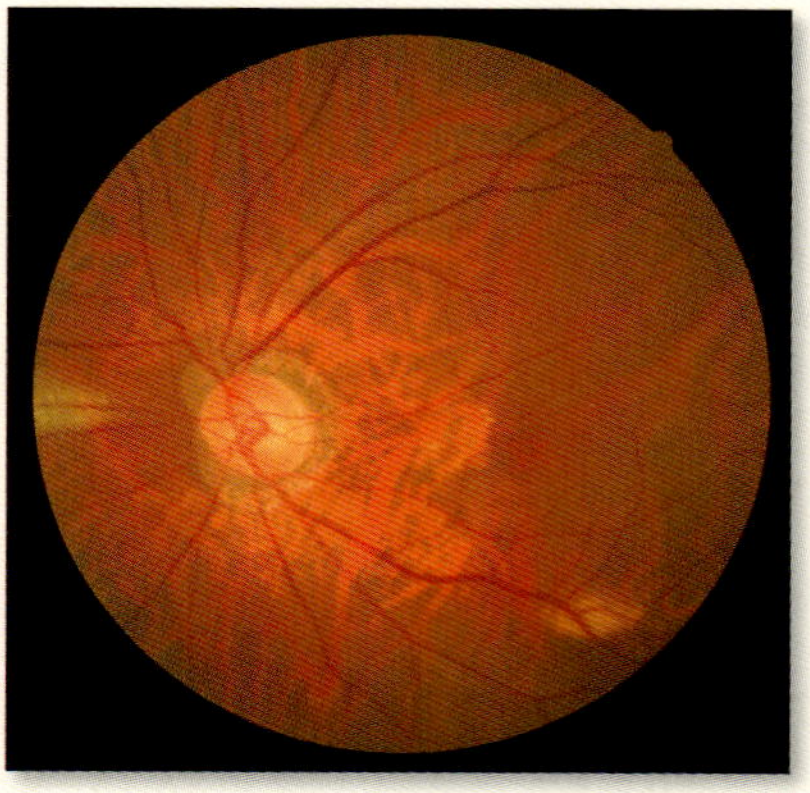

視力は1.0にアップ。
眼底の白斑や浮腫はほぼ消失、出血も消失。
新生血管が消失。
視界のゆがみは、消えたわけではないが、日常生活ではほとんど気にならないまでに回復。

＼山口先生のコメント／

少食の実行、穀物・野菜を中心とした食生活、運動不足や睡眠不足の解消などの生活習慣の改善によって、目も体調も非常によくなりました。

糖尿病網膜症の眼底がきれいになった

（60歳・男性）

Before

（初診時　2012年6月2日）

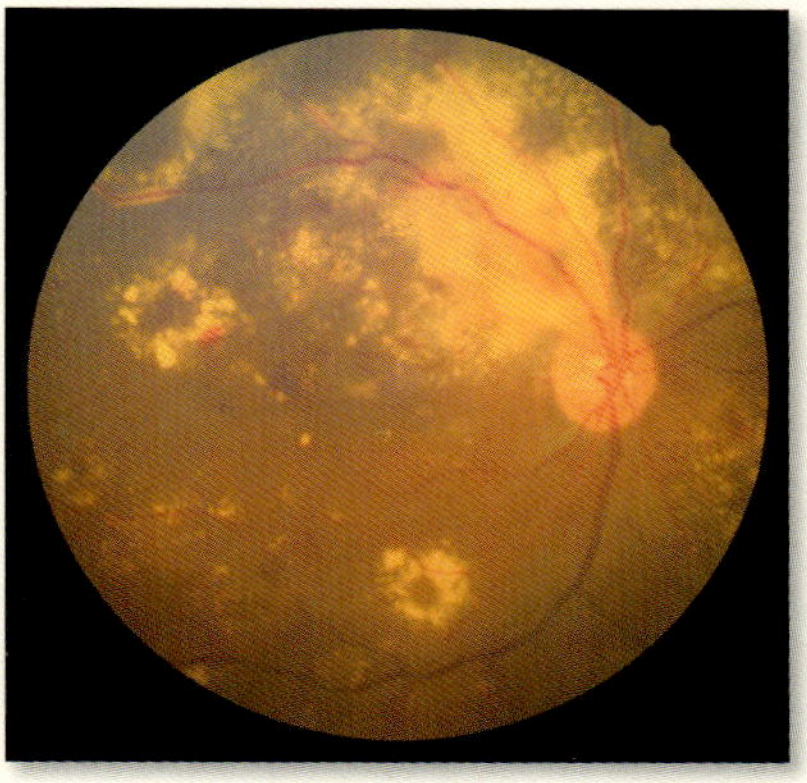

視力は左目が0.1、右目は0.7に低下。
左目の視界がグレー一色でほぼ見えない。
眼底の黄斑部に白斑があり、網膜に出血があった。

After

（2014年10月22日）約2年4カ月後

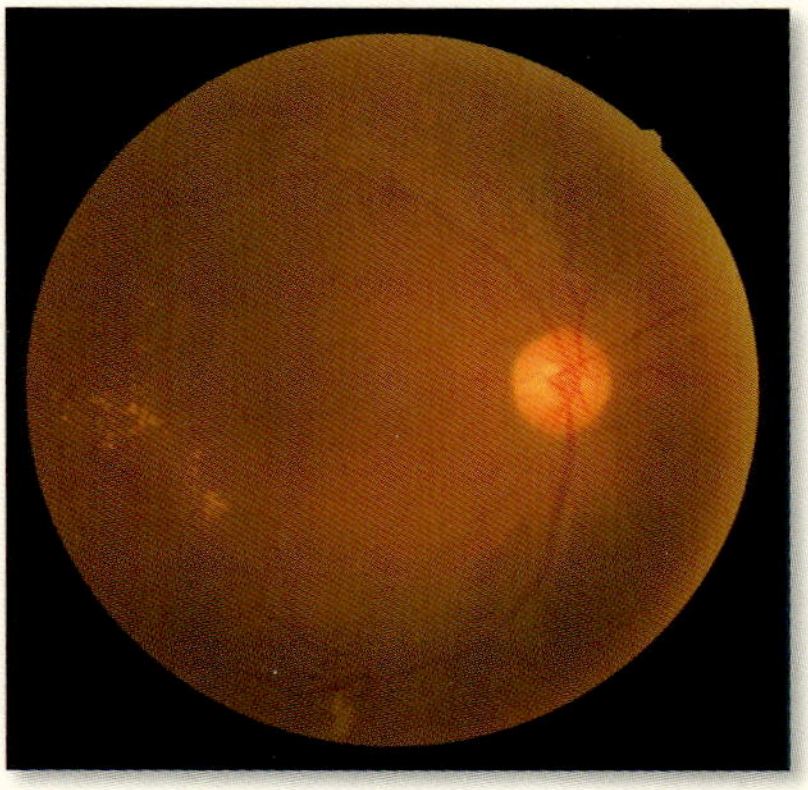

左目の視力は0.2に、右目は0.8にアップ。
その後、左目は0.6に、右目は1.2に回復。
眼底の出血と白斑が顕著に減少して、眼底写真がきれいになった。

＼ 山口先生のコメント ／

生活習慣の改善は「患者さん参加型の医療」なので、初診時からすぐに結果が出るとは限りませんが、患者さんの取り組み方によっては非常に早く効果が出る場合があります。

詳しくは160ページ参照 →

網膜中心静脈閉塞症の出血が止まった

（39歳・女性）

Before
（初診時　2013年12月5日）

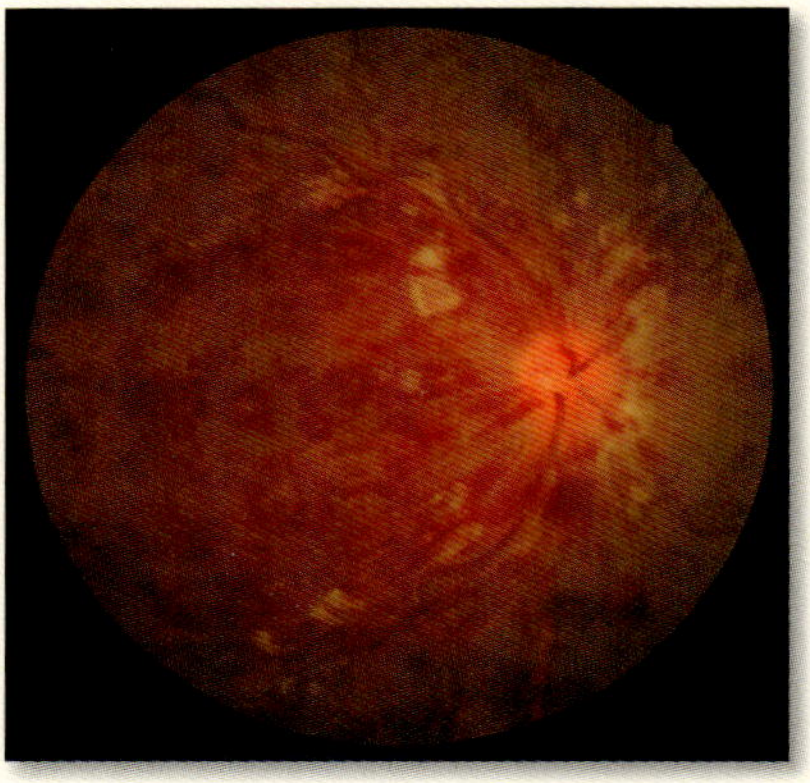

右目の眼底全体に大量の出血と白斑があり、正常な網膜はほとんど見えない。
右目の視力は0.03。

After
（2014年9月29日）約10カ月後。

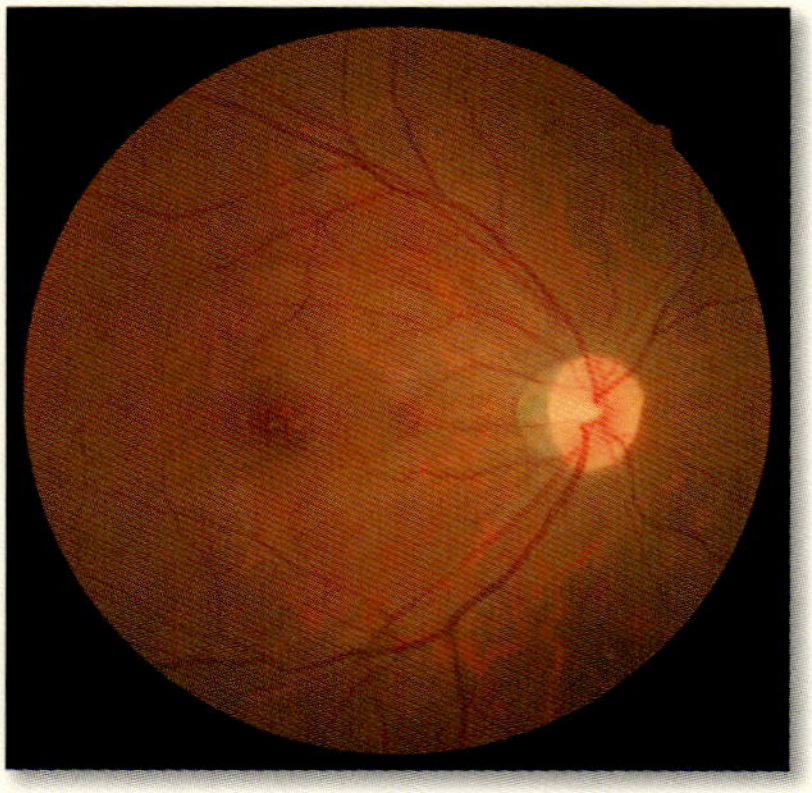

約1カ月後には、出血が減少し、白斑もほぼ消えて、一部正常な網膜が見えてきた。右目の視力は0.08にアップ。
約3カ月後には0.2にまでアップ。
約10カ月後、右目の出血は完全に消失し、視力はさらにアップした。

＼山口先生のコメント／

食事、運動、心の持ち方などの生活習慣の改善を指導し、さらに漢方薬を併用することで眼底の大量出血が非常に短期間で消失しました。

詳しくは32ページ参照

黄斑前膜（黄斑上膜）の膜が消えた

（69歳・男性）

Before

（初診時　2016年1月7日）

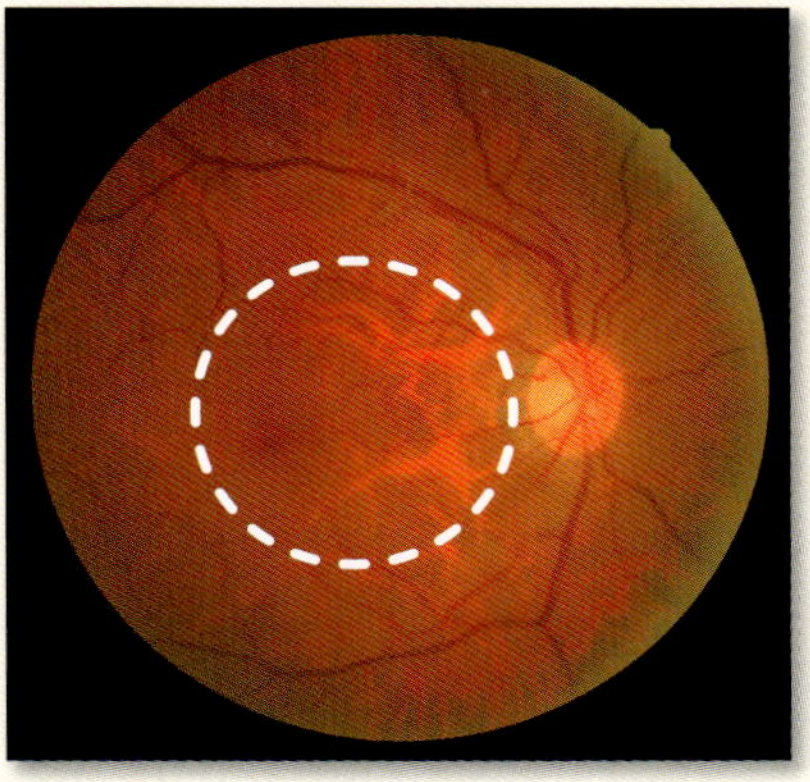

右目の視力が0.6に低下。
右目の黄斑部に膜と少数の小さな出血。
視界がゆがむ。

After

（2017年2月26日）約1年1カ月後

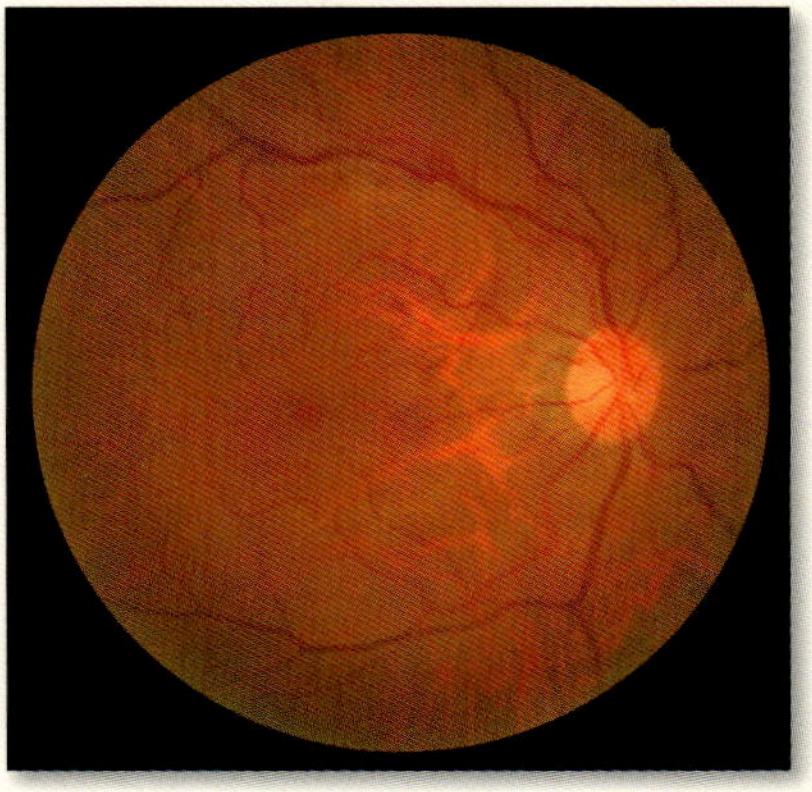

視力は1.5にアップ。
黄斑部の膜が取れて、視界のゆがみも消失した。

＼山口先生のコメント／

一般に黄斑前膜は、手術でしか取り除くことができないとされています。しかし、実際には、この方のように生活改善で膜を消失させることもできるのです。

詳しくは33ページ参照

糖尿病網膜症の眼底の白斑が消えて視力も回復

（58歳・男性）

Before

（初診時　2009年7月18日）

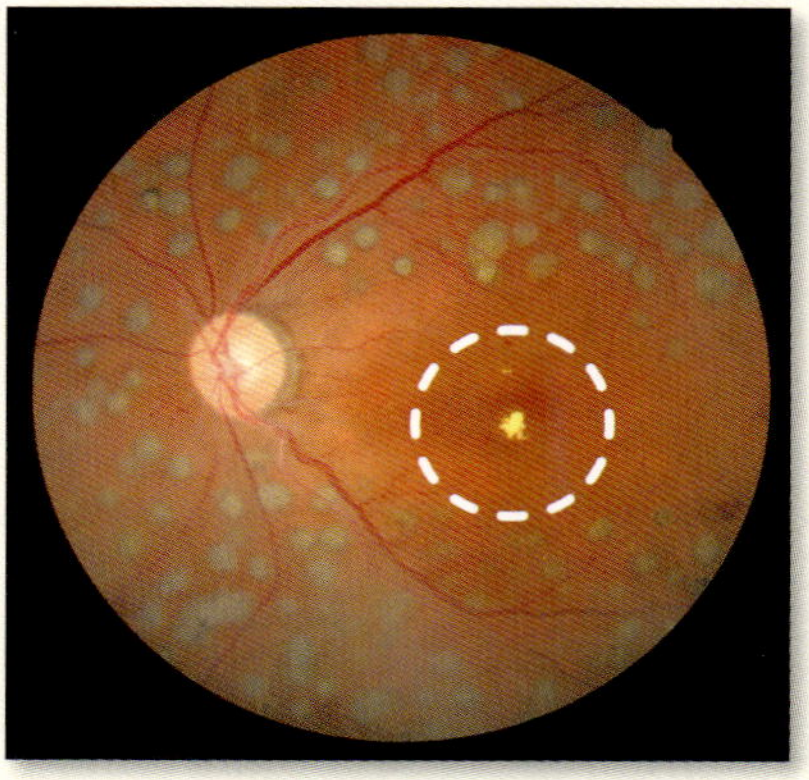

別の病院でレーザー治療や白内障手術を受けるが、視力が低下し、見えにくいということで当院を受診。周囲に数多く見える斑点はレーザー治療の跡。
視力は左目が0.5、右目は0.05に低下。眼底の黄斑部に出血と白斑、浮腫があった。

After

（2014年9月14日）約5年2カ月後

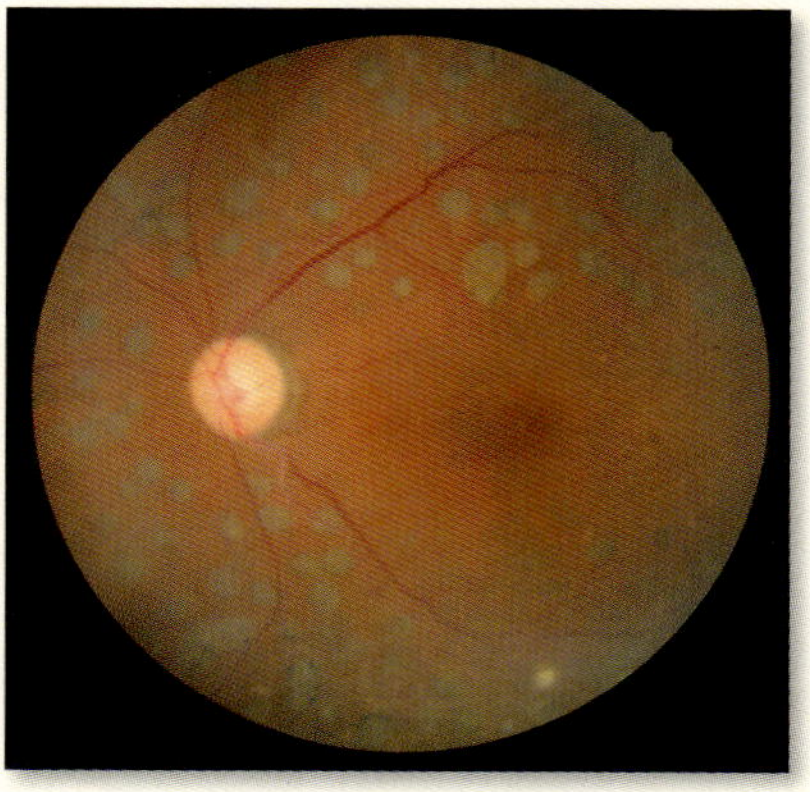

2年後、少数の出血はまだあるが、白斑や浮腫はほぼ消失。その後、出血も消失した。
5年後、右目の視力は変わらないが、左目の視力は徐々に回復し、1.0にまでアップした。

＼山口先生のコメント／

糖尿病網膜症による黄斑部の白斑や浮腫は、標準治療で消失させるのは非常に困難といわれています。これに対して、本症例は、生活習慣の改善を実践し、漢方薬を併用することで黄斑部の白斑と浮腫が消失し、視力の改善にもつながりました。

はじめに

目の病気も生活習慣病

栃木県にある小さな眼科医院の当院には、緑内障や白内障、加齢黄斑変性など目の病気に悩む患者さんが、地域の方はもちろんのこと、北海道や沖縄など遠方の方も訪れます。

その理由は、当院が、通常の眼科における治療とは少し違った方法で、良い結果を出しているからでしょう。標準治療だけでは満足できない患者さんがおおぜいおられます。

目の病気でありながら、長年、私が治療の一環として続けてきたのが、食事や運動、心の持ち方など生活改善の指導です。必要に応じて、西洋医学の薬や漢方薬の処方もしますが、治療の主体はあくまでも生活改善にあります。

具体的には、食べすぎをやめて少食にする、ウォーキングなどの運動習慣をもつ、便秘をなくすよう腸内環境を整える、早寝をしてストレスをためない、などをアドバイスします。こうした生活改善を実践し、目の病気の改善や進行の阻止に成功した方は、多数にのぼります。

標準治療だけを受けていたら、深刻な病状の悪化や失明をまぬがれなかったと思われる例でも、良好な視力を保ったり、改善できたりしているのです。

眼科医の私が生活改善の指導に注力する理由は、目の病気と生活習慣は密接にかかわっていると考えるからです。

糖尿病や高血圧、脂質異常症、メタボリックシンドロームなどが、「生活習慣病」と呼ばれていることは皆さんもご存じでしょう。これらの病気は、食生活の乱れ、運動不足、睡眠不足など生活習慣が原因となって発症するので、生活習慣の見直しが治療の基本です。

目の病気も、れっきとした生活習慣病です。食事の偏りや運動不足の影響は、体の一部である目にも及びます。目の病気治療にも生活改善が欠かせないのです。

生活の改善で血流をよくする

生活改善の目的はいくつもありますが、いちばん重要なことは、「血流をよくすること」です。食べすぎや食事の偏り、運動不足、腸内環境を悪化させる生活習慣は、血液をドロドロにして全身の血流障害を引き起こします。

当然、目の血流も悪化して、病気になります。というのも、目は「見る」という機能を保つために、血液が運ぶ大量の酸素と栄養を必要とします。

血流が悪くなると、目の細胞に十分な酸素や栄養が供給されなくなり、組織から排出された老廃物を回収できなくなります。

こうして、栄養不足・酸素不足・ごみの山と化した目は、さまざまな病気を引き寄せることになります。

緑内障も白内障も血行不良が原因

多くの方が抱えている白内障や緑内障も、生活習慣の偏りが招く血行不良が密接にかかわっています。

緑内障の原因は眼圧だけではなく、目の血流の悪化も関係しています。血液が十分に視神経に流れにくくなり、視神経が弱って視力が低下します。眼圧が正常範囲内にあるにもかかわらず発症する正常眼圧緑内障は、視神経の血行不良が原因として考えられています。

緑内障の場合、西洋医学の標準治療では、眼圧を下げる点眼薬やレーザー治療、手術が選択されます。しかし、これらの治療で思うように効果が得られなかったり、下がった眼圧が再度上がったりすると、手術を繰り返すことになります。

白内障は、目のレンズに相当する水晶体が白く濁る病気です。加齢のほか紫外線などから発生する活性酸素により、水晶体のたんぱく質が変性して濁り、視力が低下します。

水晶体には血管がないため、目の中を循環している房水が水晶体に栄養と酸素を供給しています。房水は毛様体でつくられています。血流が悪くなると房水の循環も悪くなり、水晶体に十分な栄養と酸素が届かなくなってたんぱく質の変性を抑えられず、白内障が進みやすくなります。

白内障の方は、水晶体を人工のレンズに入れ替える手術を行うことで、視力は戻ります。ただし、生活に不便がある場合は手術も必要ですが、すぐに手術を受けるのはお勧めできません。白内障の手術後、黄斑変性という病気の発症率が約3倍になるというデータがあるからです。手術は慎重に決める必要があります。

現在の標準治療には、症状の進行阻止や改善に欠かせない「生活習慣の見直し」という視点が欠けています。目の病気を予防・改善するには、まず食事や運動など生活習慣を見直して、全身の血流をよくすることが大切です。

「年を取れば誰でも目は衰える」は間違い

私が生活改善を重視するようになったきっかけは、眼科医になってまもなく赴任した神奈川県藤野町（現在は相模原市に編入）の診療所での経験でした。

藤野町は長寿で知られる地域でした。私は診療のかたわら、この町に在住する85歳以上のお年寄りたちのなかから、自立した元気な人たちを選んでアンケート調査を行いました。

食事・労働・睡眠をはじめ、日常生活について細かく聞き取り、ふだんの暮らしぶりを知ることで、健康や長寿の秘訣がつかめるのではないかと思ったのです。

皆さんに共通していたのは、「少食」かつ「よく働く」ということでした。皆さん毎日、山道を上り下りして、体をよく動かし、食事は野菜が中心で、うどんを常食していました。

私がなにより驚いたのは、お年寄りたちは聴力が衰えても、総じて視力は非常に良いことでした。全身が元気な人は、視力も高く維持されているのです。「年を取れば誰でも目は衰える」という考えは間違いです。正しい生活習慣を送れば、目の病気は抑えられる可能性があるのです。

目と全身の健康を保つために、食事や運動などの生活習慣がいかに大切であるかを、藤野町のお年寄りから学ばせていただきました。

こうした体験を通じて、私は東洋医学や食養（食によって健康を保ち、体を治すという考え方）に目を向けるようになったのでした。

目だけ診ていては目の治療はできない

西洋医学は人体を臓器別に見ます。それゆえ局所にとらわれすぎて、体の全体像がつかみにくくなってしまいがちです。

一方、東洋医学や食養は、人体をパーツ別ではなく、丸ごと診る視点を私に教えてくれました。**体は全部つながっていますから、目だけを治療対象にしていたのでは、目の病気は治せません。「目は目にあって目にあらず」ということです。**

西洋医学は、「目は目」「肝臓は肝臓」というように、患部に治療を行っていきます。主に、体の外から病気を治そうとする取り組みです。東洋医学では、体質を改善することで病気になりにくい、病気が治りやすい体をつくっていきます。こちらは体の内側から病気を予防・治す取り組みです。

西洋医学と東洋医学は、病気に対するアプローチは異なりますが、病気を治して患者さんの苦痛を取り除き、健康をもたらすという目的は同じです。２つの医学の考え方を用いれば、病気を治しやすくなります。予防にも大いに役立ちます。

私は、西洋医学と東洋医学の両者の考え方を融合し、新たな概念で診療に取り組んできました。それが、**目と全身の関係を重視し、食事や運動、心などを綜合的に考えながら行っていく医療**です。私はそれを**「目の綜合医学」**と呼んでいます。

少食や運動で自然治癒力を最大限に引き出す

人間には、もともと病気を予防し治す力「自然治癒力」が備わっています。自然治癒力は自然に沿った生活習慣で発揮され、自然の摂理から遠ざかるほど病気に近づきます。

目の綜合医学は、自然治癒力を最大限に引き出して、目の病気を根本から改善することを目的にしています。そのための方法が、生活改善なのです。

生活改善は遠回りのようにみえますが、病気を根本から治すという点で、真の近道といえます。

生活改善の指導では、少食や運動、腸の正常化、睡眠、心の持ち方などを中心に患者さんにお伝えしています。

本書を手に取ってくださった方は、なんらかの目の病気を抱えて不安になっている方や、そのご家族が多いでしょう。

目を治療するだけでなく、生活改善によって体全体の健康状態を整えることで、体がもっている自然治癒力を最大限に引き出すことができます。病気が発症してからでも、その進行を抑え、回復を促すこともできます。

無理のない範囲で生活を改善するだけでも、受け身の治療だけより視力回復に大いに役立ちます。

本書が、「目の病気はよくなる」と思える希望の書となることを願ってやみません。

山口康三

眼底写真が証明　少食とウォーキングで目の病気が改善！　1

はじめに　9

第1章　目の病気は生活習慣病である

手術やレーザー治療なしで目の病気が改善している　26

目の構造と働き　35

・目は全身の健康状態を映し出す鏡　39

・目の血管から糖尿病や高血圧も診断できる　40

・目は脳そのもの　41

目を健康にするカギは「血流」をよくすること　42

・網膜の血流量は脳に比べて約16倍も多い　42

目の病気の主たる原因は生活習慣にある　44

白内障と緑内障は、目の2大生活習慣病　45

●目の生活習慣病の3大原因 54
・「食べすぎ」がもたらす害 55
・「運動不足」がもたらす害 55
・「腸内環境の乱れ」がもたらす害 56

第2章 生活改善で目の病気を根本から治す

●病気の元を正して治りやすい体内環境をつくる 58
・目の病気は全身の状態を改善しないとよくならない 58
・目の健康度は、体の健康度を超えることはない 59
●生活改善のポイントは少食、運動、腸の正常化 60
①少食の効果 61
②運動の効果 64
③腸の正常化の効果 65
●最新研究で示された「生活習慣と目の病気の関係」 67
●生活改善と標準治療の両方で目を守る 72
・もし手術を勧められたら 73

第3章 ポイント①「少食」で目がよくなる

少食は目の病気を治す最良の薬！ 76
・生活改善で最も重要なのは、食事の見直し 76
・病気が治るのは、寝ているときと空腹のときだけ 77
少食のやり方のコツ 78
・ステップを踏んで徐々に少食に近づける 78
・少食ライフに向けての3段階の食べ方改革 79
・食事の質を大切に 82
・少食ライフのワンポイントアドバイス 85
食事の基本 87
・玄米や胚芽米を食べる 87
・野菜をたっぷり食べる 90
・肉より魚を食べる 91
・甘いもの・脂っこいものを減らす 92
コラム 山口先生の少食の習慣 93

第4章 ポイント② 「運動」で目がよくなる

全身の血流をよくするには運動が一番 96
・運動の目的は血流をよくすること 96
・歩けば眼圧が下がる 97
・オートファジーの自己修復力が高まる 98
ウォーキングのコツ 99
・1万3000歩を目標にする 99
・小分けにして歩いてよい 101
・会話できるぐらいのゆったりした歩き 101
・「10分1000歩」を目安にするとよい 102
・運動習慣を身につけるコツは脳をだますこと 103
・早朝のウォーキングは避けよう 104
コラム 山口先生の運動の習慣 105

第5章 ポイント③「腸の正常化」で目がよくなる

腸内細菌の乱れは目にも悪影響を及ぼす 110

・腸内の悪玉菌が増えると炎症が悪化する 110

・目と腸の関係を示す研究 111

・便通をよくして宿便を排出しよう 112

腸を正常化するコツ 113

・少食を実践する 113

・玄米を食べる 114

・善玉菌が好きなタマネギとゴボウを積極的にとる 114

・水分を十分にとる 115

・高脂肪食をなるべくとらない 115

・運動をする 116

・ストレスをコントロールする 116

第6章 睡眠、心の持ち方、水分摂取の基本

睡眠の基本 118
・早く寝よう 119
・夕食は早めに、軽く 120
・カフェインを減らす 120
・アルコールを減らす 121
・口にテープを貼って寝る 122
・眠る前に目の血液循環マッサージ 123
コラム　山口先生の睡眠の習慣 125
心の持ち方の基本 126
・ストレスをため込まない工夫 126
コラム　山口先生の心の持ち方 129
水分摂取の基本 131
・こまめに飲んでたっぷりとろう 131
年間を通して紫外線対策を 132
スマホとは上手につきあおう 133
禁煙を。喫煙は黄斑変性のリスクを高める 134

第7章 目の生活習慣病を克服した体験談

・白内障　136
・正常眼圧緑内障　147
・糖尿病網膜症　160

第8章 目の病気別・症状別　注意点とアドバイス

加齢黄斑変性（黄斑変性）　174
糖尿病網膜症　178
黄斑前膜（黄斑上膜）　180
中心性漿液性網脈絡膜症　182
網膜静脈閉塞症　184
網膜色素変性症　186
眼底出血　188
硝子体出血　190
薬の副作用による光線過敏症　191
結膜下出血　193
飛蚊症　194
霰粒腫　196
ドライアイ　198
アレルギー性結膜炎　199
目の病気の早期発見に役立つ「アムスラーチャート」　201

おわりに　204

ブックデザイン◎ニクスインク（二ノ宮匡）
表紙イラスト◎田渕正敏
図　版◎勝山英幸
構　成◎斉藤季子
編集協力◎岩崎裕朗

第1章

目の病気は生活習慣病である

手術やレーザー治療なしで目の病気が改善している

私は、目の病気も生活習慣病であるという考えのもと、治療の主体を生活改善に置いています。

実際に、手術やレーザー治療を受けず、漢方薬を補助的に用いながら生活改善に努めて、目の病気が改善した例をご紹介しましょう。患者さんたちが行った生活改善は、少食や歩くこと、睡眠、水分摂取、心の持ち方などです。

緑内障

緑内障で狭くなった視野が、わずか1カ月半で大幅に回復（63歳・男性）

Aさんは、緑内障による視野の欠損が進んでいました。次ページの図は、Aさんの右目の視野検査の結果を解析して示したものです。色が薄いほど正常かそれに近く、

緑内障の視野が大幅に改善した

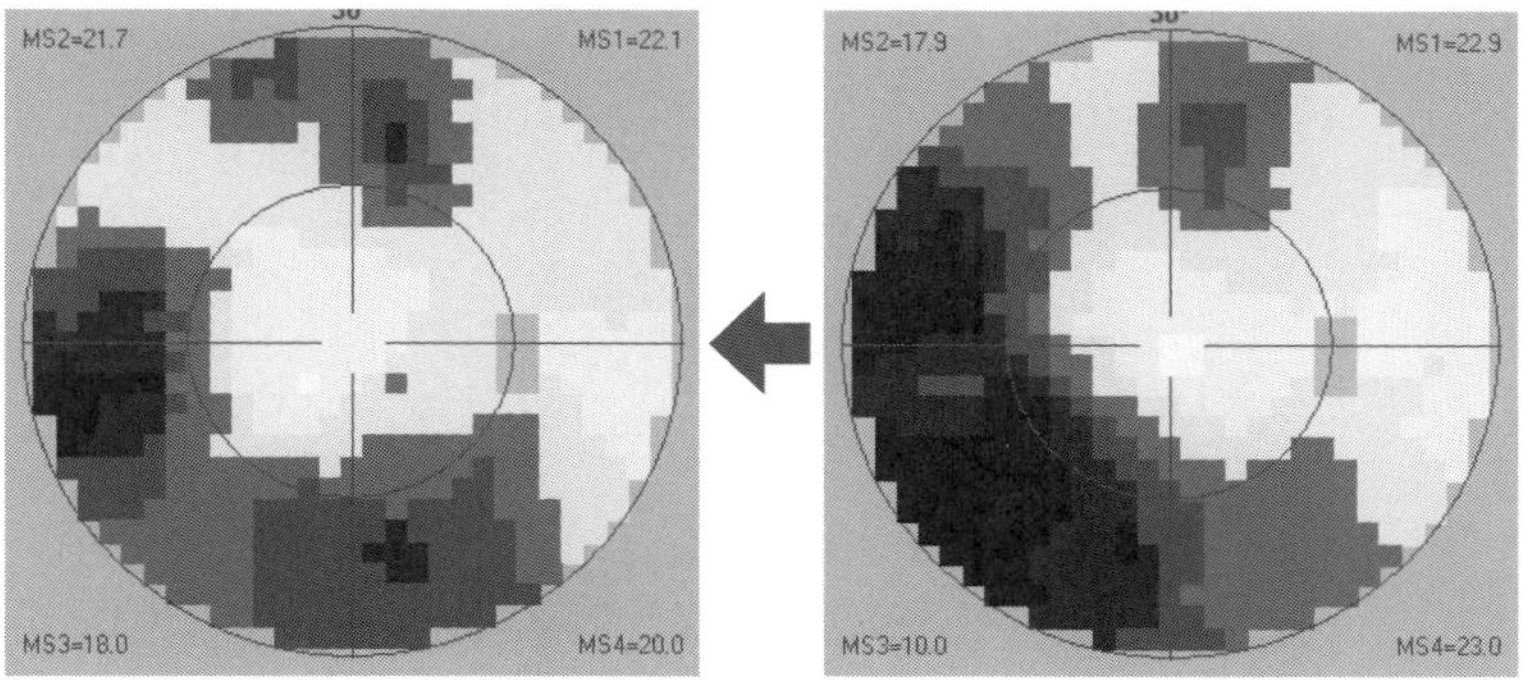

右側は初診時（2013年3月27日）、左側は約1カ月半後（2013年5月8日）の視野。左下の色の濃い部分が減少している。

濃くなるほど視野の欠損が進んでいることを意味します。

緑内障による視野の欠損は、いきなりその部分が見えなくなるわけではなく、はじめはすりガラスを通したような見え方になり、しだいに雲がかぶったように見えるようになります。この検査図は、段階的に見えにくくなる視野を色の濃さで示しています。

右側の図は、当院に来られた初回の視野の状態で、色の濃い部分が視野の内側下方に広がり、視野の狭窄が進んでいます（カラー写真は2ページ）。

少食やウォーキングなど、生活習慣の改善に取り組んでいただいたところ、1

カ月半ほどで、検査結果が左側の図のようになりました。一目で、色の濃い部分が減っていることがわかります。自覚症状としても、視野が回復しました。

緑内障の診断では、「視野欠損度（MD）」という検査値が重視されます。これは、視野の欠けている度合いを数値化したものです。

Aさんの場合、右の図のMDは8・1、左の図では6・1でした。1カ月半で2・0も低下するのは劇的な改善です。

標準治療では、うまくいっても進行を抑えるところまでです。回復が難しいとされる緑内障ですが、生活改善を実践すれば、このような改善もありうるのです。

白内障

糖尿病で進んだ白内障が改善し、視力が0・1から0・7に向上（51歳・男性）

白内障では、目のレンズにあたる水晶体が白く濁ってきます。多いのは加齢による老人性白内障ですが、糖尿病を持っていると、白内障が通常より速く進む傾向があります。

Bさんは、糖尿病があるために白内障が速く進みました。眼科で手術を勧められましたが、できるだけ手術は受けたくないという希望があり来院されました。初診時の視力（矯正視力、以下同じ）は、両目で0・1でした。

生活改善、とりわけ少食をはじめとする食事の改善を厳格に実行するとともに、漢方薬を服用したところ、白内障が改善に向かいました。約4カ月後には視力が両目で0・7まで回復したのです。

一般に白内障は、手術以外では治療できず、発症後は進行する一方とされています。しかし、実際には、生活改善によって進行を抑制することができ、Bさんのように改善することも珍しくありません。

Bさんの例は、糖尿病の影響により通常より速く進んだ白内障でしたが、加齢による白内障でも、生活改善で症状がよくなる例は多数見られます。

加齢黄斑変性

加齢黄斑変性で生じた出血と白斑が2カ月半で消え、視界良好に（72歳・男性）

Cさんは、目の前に膜ができたようで見づらいという自覚症状があり、近所の眼科を受診しました。

眼底検査で黄斑部の出血と、楕円形の白斑と呼ばれる白い斑点が認められました。その後、紹介された大学病院で加齢黄斑変性と診断されました。

大学病院では、加齢黄斑変性の現在の標準治療として、抗ＶＥＧＦ薬の眼球注射を勧められました。抗ＶＥＧＦ薬（アバスチンなど）は、抗がん剤の一種で、目の硝子体（眼球のなかにあるゼリー状の組織）に注射すると、黄斑変性に効果があることがわかっています。

ただし、費用は高額です。病状の進行を抑えるためには、長く定期的に注射する必要があり、身体的・経済的に負担の大きい治療法です。Ｃさんは、この治療を受けたくなかったため、いろいろ治療法を探して当院を選ばれました。

初診時のＣさんは、「視界に黒いものがあって見えづらい。ものがゆがんで見える」と訴えていました。

そのときの眼底写真が次ページの右側で、黄斑部に大きな楕円形の白斑がありました。これは、血管から出た滲出物が固まったものです（カラー写真は３ページ）。

同時に、黄斑部に大量の出血が認められました。白斑周囲の黒い部分（実際の写真では赤黒い）は、それを示しています。

黄斑変性の出血と白斑が消えた

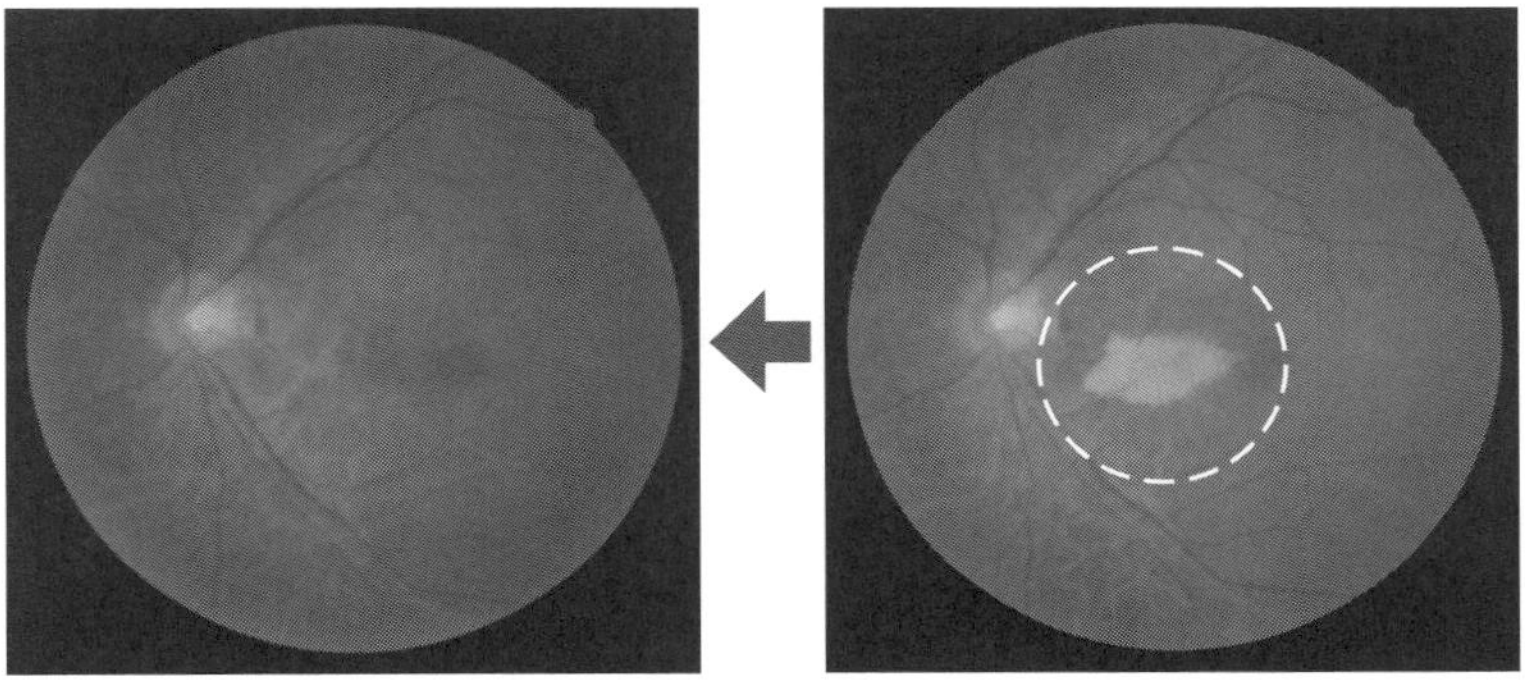

右側は初診時（2013年2月5日）、左側は約2カ月半後（2013年4月23日）の眼底写真。中央の白斑（点線内）がなくなった。

Cさんは、少食や歩くことなどの生活改善に取り組みました。すると、約2カ月半後の再受診時には、眼底写真の白斑と出血がきれいになくなりました。

自覚的にも「黒いものは見えなくなった」ということです。視界のゆがみは残っていましたが、その症状も5カ月半後には改善し、8カ月後にはほとんどなくなりました。

眼底写真は、白斑があったところはきれいに消えて、正常になり、その後も再発はありません。

治療が難しいとされる加齢黄斑変性でも、生活改善に取り組めば、眼球注射なしで治せるという好例です。

網膜中心静脈閉塞症

出血が止まらず、治療法なしといわれた網膜中心静脈閉塞症が完治(39歳・女性)

網膜中心静脈閉塞症は、網膜（目のいちばん奥に広がっている膜。カメラのフィルムに相当）の重要な静脈に血栓ができて、血管が詰まって出血する病気です。

Dさんは、右目の見えづらさを自覚して近所の眼科を受診し、紹介された大学病院で、網膜中心静脈閉塞症と診断されました。出血を止めるための投薬治療を受けましたが、あまり効果がなく、「これ以上、有効な治療はない」といわれ、当院を訪れました。

初診時の右目の視力は0・03。眼底写真では、出血を示す赤黒い部分と、むくみを示すムラムラとした白斑が広がり、正常な網膜部分はほとんど見えない状態でした（次ページの写真右側。カラー写真は6ページ）。

Dさんは、少食や歩くことなど、生活改善に努めました。約1カ月後には出血が減少傾向となり、白斑はほぼ消えて、一部の正常な網膜が見えてきました。右目の視力は0・08にアップしました。その後も眼底の正常な部分が広がるとともに視力は上がり、約3カ月後には0・2となりました。約10カ月後には、完全に正常な眼底となりました（写真左側）。その後、視力はさらに回復して0・8までになりました。そ

網膜中心静脈閉塞症の出血が止まった

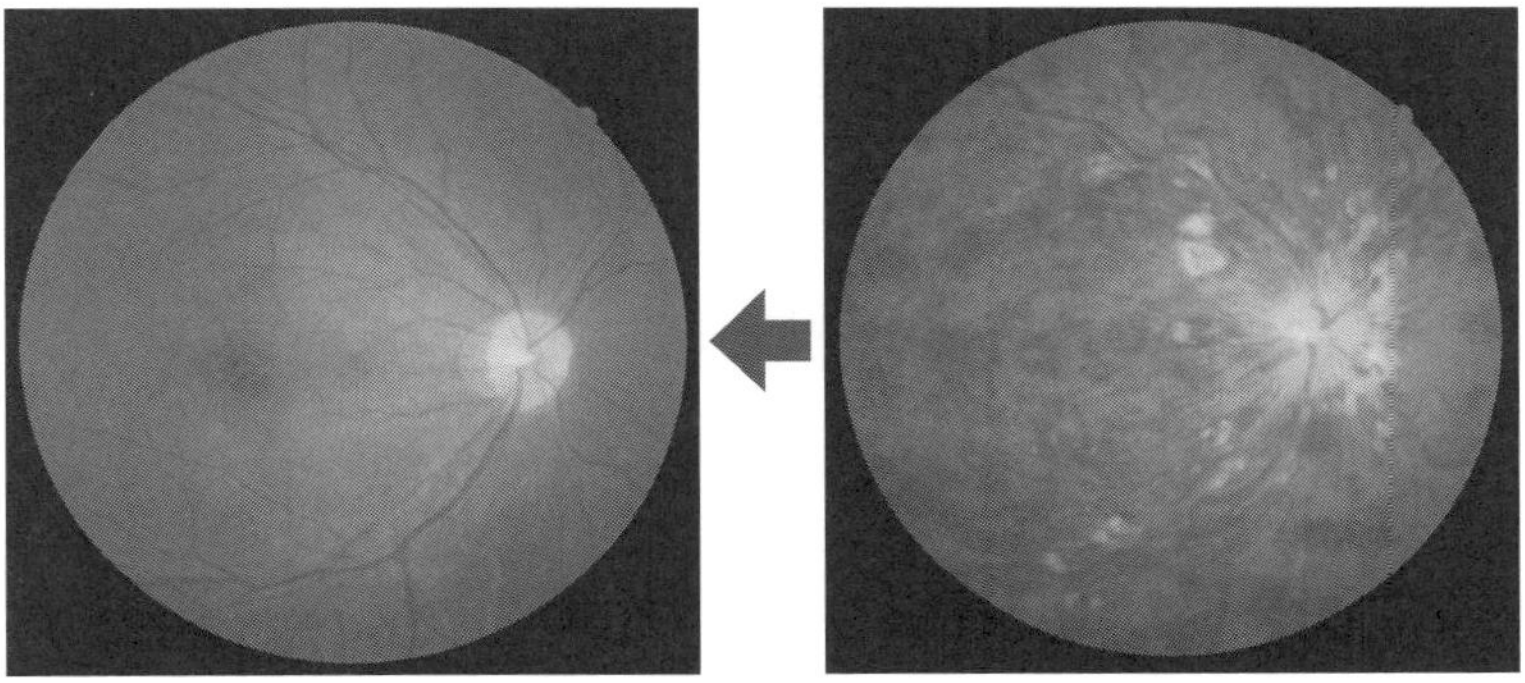

右側は初診時（2013年12月5日）、左側は約10カ月後（2014年9月29日）の眼底写真。出血部分（白い斑点）がきれいになった。

の後も再発は起こしていません。

黄斑前膜（黄斑上膜）

黄斑部を覆った膜が消失し、視力は0・6から1・5に回復（69歳・男性）

黄斑は、網膜の中央にある部分で、視界の見え方や色の識別など、物を見るために重要な働きをしています。黄斑前膜は、黄斑の手前に、薄く透明なセロファンのような膜ができる病気で、黄斑上膜とも呼ばれます。

初期は自覚症状がありませんが、しだいに膜が厚くなり、シワが寄ってくるため、視力が落ちたり、ものがゆがんで見えたりするようになります。

黄斑前膜の膜が消えた

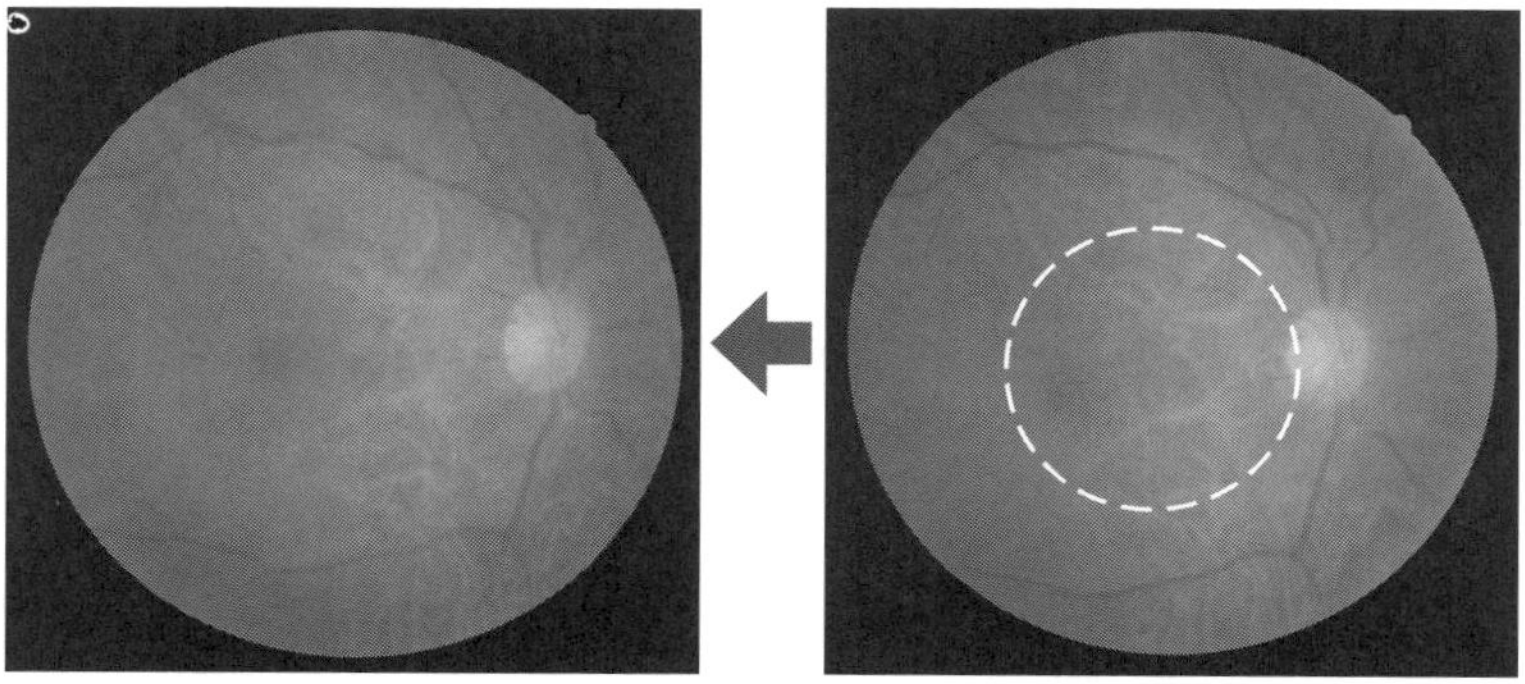

右側は初診時（2016年1月7日）、左側は約１年１カ月後（2017年2月26日）の眼底写真。黄斑部の膜が消えた。

Ｅさんは、右目の視界がゆがむことに気づき、近所の眼科を受診したところ、黄斑前膜と診断され経過観察となりました。約８カ月後、右目の視力が低下して０・６になり、当院を紹介されました。

上の右側の写真が、当院の初診時の眼底写真です。

写真では、少しわかりにくいかもしれませんが、黄斑部（写真では中央からやや左よりの黒い部分）が、シワのある広い膜で覆われ、少数の小さな出血が認められます（カラー写真は７ページ）。

少食や歩くことなど、生活改善を進めていただいたところ、１カ月少々あとの再診時には、膜がやや縮み、視力は１・

0に回復しました。約4カ月後には出血が減少し、視力は1・2となりました。約7カ月後から約10カ月後にかけて膜が縮小していき、視界のゆがみも徐々に減りました。1年1カ月後には膜が消失し、視力は1・5となり、視界のゆがみはなくなりました（前ページの写真左側）。

一般に黄斑前膜は、手術で膜を取り除くことでしか、治療できないとされています。しかし実際には、Eさんのように生活改善で膜を消失させることもできるのです。

目の構造と働き

目の病気を予防・改善するためには、目がどのようなしくみになっているのかを知ることも大切です。ここでは、目の構造と目の働きについて解説しましょう。

眼球は、直径24ミリほどの大きさの球形です。目がものを見るしくみは、カメラに例えられます。目のいちばん外側にあるのはまぶたです。まぶたは、カメラでいうとレンズキャップとシャッターを兼ねています。

カメラのレンズに相当するのが、目の前方にある角膜と水晶体です。水晶体は、ピントを合わせる毛様体筋と水晶体をつなぐ線維（チン小帯）からなります。水晶体は、毛様体筋の収縮によって厚みを変え、遠近の調節を行っています。

私たちがものを見るとき、次のプロセスをたどります。

外界の光は、第1のレンズである角膜を通過して、「瞳孔」（黒目）から眼球内に入り、第2のレンズである水晶体を通り屈折率が調整されます。

光はさらに眼球の後面にある「網膜」に届きます。網膜は目のいちばん奥に位置し、網膜のある部分を「眼底」と呼びます。文字どおり目の底にあたる場所です。

網膜は、角膜と水晶体で集められた光を感知し、これを映し出すスクリーンとして働きます。集められた光が網膜上で焦点を結ぶと、像がくっきりと映し出されます。

焦点が結ばれる網膜のゾーンを「黄斑部」、黄斑部の中心部分を「黄斑中心窩」といいます。網膜に映し出された像は、視神経にキャッチされて脳に伝えられ、「もの

目の構造

眼球（右目）の断面

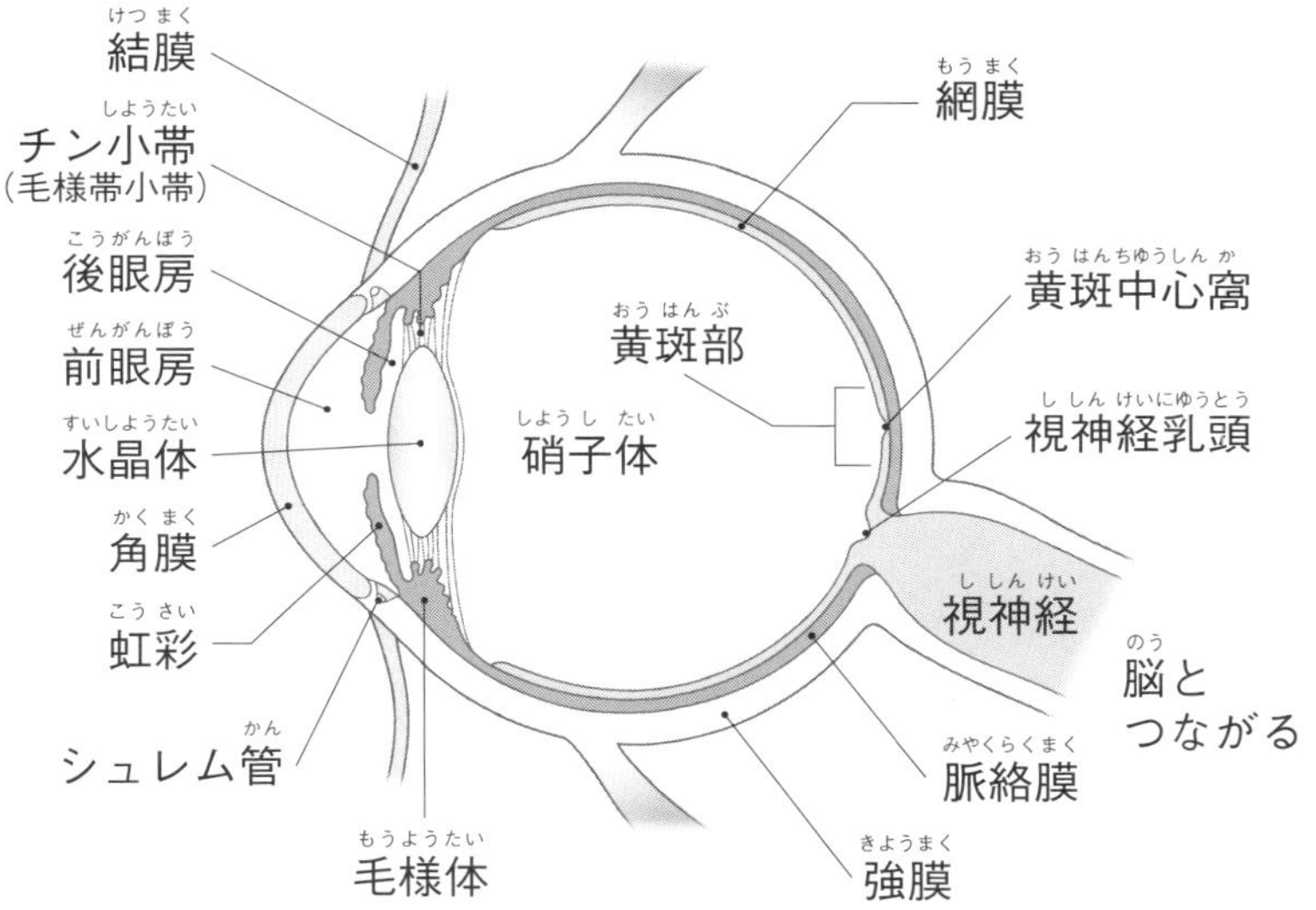

正面から見た右目と副眼器

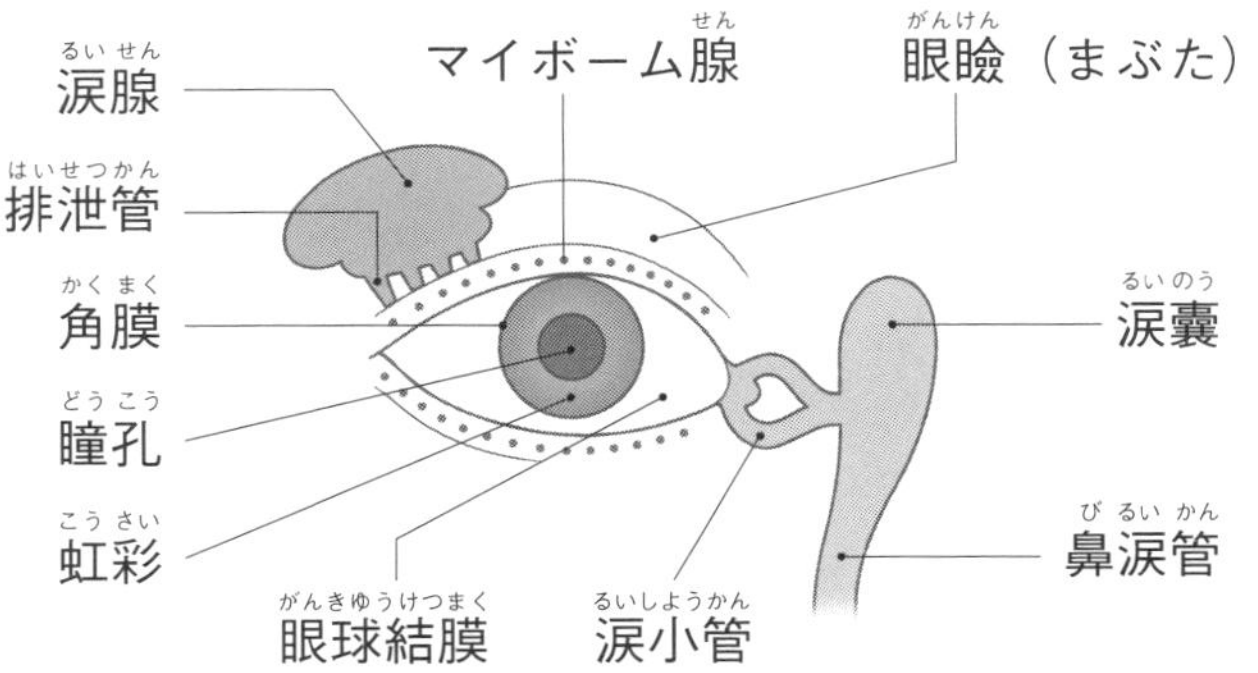

が見える」のです。

目を前から見てみましょう。中心には瞳孔（黒目）があり、その周囲に「虹彩」と呼ばれる茶色の部分があります。虹彩は、カメラでいう絞りに相当し、光の量を調節する機能があります。明るいところでは、光の量を減らすために虹彩が広がって瞳孔が小さくなり、暗いところでは、光を集めるために虹彩が縮まって瞳孔が大きくなります。

眼球全体を見ると、網膜の外側には血管に富む脈絡膜があり、その外側は強膜（白目の部分）で覆われています。強膜は角膜とつながり、眼球のほぼ全体を包む丈夫な膜です。

まぶたの裏側と、虹彩の周囲の白目の部分は結膜で覆われています。眼球の中央部分には「硝子体」という透明なゼリー状の組織が詰まっています。

角膜と水晶体の間のスペースは、虹彩を境に前眼房と後眼房と呼ばれています。この空間は、「房水」と呼ばれる液体で満たされています。

房水は毛様体で作られ、水晶体や角膜に酸素やブドウ糖・たんぱく質などの栄養を運び、細胞の新陳代謝で生じる老廃物を回収します。房水は眼球を内側から圧して、眼球の形や張りを維持する働きも担っています。房水が作る眼球内の圧力を、「眼圧」

といいます（50ページの図も参照）。

眼球には6本の筋肉がついていて、神経の指令で眼球の向きを上、下、内、外に変えたり、斜め方向に引き上げたり、回転させたりして、向きや角度を自在に調整しています。

目の近くには、涙を作る涙腺、涙を目に流す排泄管、目を潤したあと涙が流れていく上下の涙小管、涙をためる涙嚢、ためた涙を鼻に流す鼻涙管などがあります。

目は全身の健康状態を映し出す鏡

目は全身の健康状態を映し出す鏡でもあります。その理由を説明しましょう。

目は体内で唯一、血液が血管内を流れている様子を、外からじかに顕微鏡で観察できる器官です。

眼球の奥の眼底にある網膜や視神経、血管の状態を調べる検査を「眼底検査」といいます。眼底検査で目の血管を見れば、動脈硬化がどのくらい進んでいるかがわかり、高血圧や糖尿病など全身の病気、生活習慣、ストレスの状態までも推測できます。

というのも、目の血管は、全身の血管の状態を反映しているからです。動脈硬化は、長年にわたる生活習慣の影響を受けて起こるので、目の動脈に動脈硬化があれば、全身の血管で動脈硬化が起こっており、生活習慣に問題があると考えられます。

目の血管から糖尿病や高血圧も診断できる

眼底検査で、体の病気の診断がつくこともあります。例えば、眼底出血（眼底に起こる出血。多くは網膜の血管から出血する）がある場合、血管に沿って線状の出血が見られたら高血圧、点状の出血が見られたら糖尿病が疑われます。

また、血圧に関していえば、眼底の動脈と静脈の直径を比較することで、推し測ることができます。健康な人では、眼底にある動脈と静脈の直径比（血管の内側の直径）は、3対4から2対3ですが、眼動脈が動脈硬化により細くなると比率が変化します。約1対2や1対3になると、動脈硬化が進んでいると考えられます。

動脈硬化によって血管が硬く細くなると、血液の流れが悪くなり血液の粘度が高まって、いわゆる「血液ドロドロ」の状態になります。こうなると、さらに血流が悪くなります。心臓はなんとか血液を流そうと血管に圧をかけるため、血圧が上昇します。

眼底検査で高血圧が疑われる場合、実際の血圧測定でも、おおむね高い数値を示します。ある患者さんの眼底を観察したところ、動脈が細くなっており、動脈硬化が認められました。血圧を測定したところ、最大血圧が220㎜Hg（基準値は最大血圧が140㎜Hg未満）、最小血圧が130㎜Hgあり、高血圧であることが判明しました。この方は、それまでは高血圧の治療を受けたことがなく、眼底検査で高血圧とわかりました。このような例は珍しくありません。

目の血管が動脈硬化を起こしている場合、頸動脈や心臓の冠動脈なども動脈硬化が進んでいる可能性が考えられます。このように目の血管は、全身の健康状態を雄弁に知らせてくれるのです。

目は脳そのもの

眼球と脳は視神経で直接つながっていることから、「目は脳そのもの」ともいわれ、脳の異変を知らせることがあります。

目から得られた情報は、視神経を通って脳に伝えられます。この伝達経路のどこかに異常が生じると、見える範囲に制限が生じ、視野の異常という症状が現れます。

脳卒中を起こして視野に異常が生じている場合、視野検査を行えば、その人の視野の異常パターンから、脳のどの部位で出血が起こっているかを判断することができます。目は体の一部ですから、体になんらかの不調や病気があれば、まだ病気が発症していなくても、目も病気予備軍の状態にあると考えられます。その逆もしかりで、目に異常が出ていれば、体も不健康な状態にあるといえます。

目の病気を予防・改善し視力を回復させるには、目の治療だけでなく、全身の健康度を高める必要があるのです。

目を健康にするカギは「血流」をよくすること

網膜の血流量は脳に比べて約16倍も多い

目のしくみからわかるように、目の健康を守るためには、目だけ診ていても治療はできません。目を本当に健康にするには、全身の状態を整えることが不可欠です。

目と全身の健康状態を高めるうえで、カギを握っているのは「血流」です。

心臓から出た血液は動脈を通って全身を巡り、静脈を通って心臓に戻ります。血液は体を巡る間に、各細胞に酸素と栄養を届け、細胞の新陳代謝で生じた老廃物や毒素を回収して、解毒・排泄する肝臓や腎臓などに運びます。

血液循環がよければ、老廃物などが処理されたクリーンな体内環境のなかで、細胞は十分な酸素と栄養を得て正常に働くことができます。目も健康を保つことができます。

反対に、血液がドロドロしていて血液循環が悪くなると、目の血流も悪くなり、視力の低下をはじめ、さまざまな異常が起こります。

「見る」という高度な機能を保つには、多くの栄養と酸素を使うため、目は体内の器官のなかで、とりわけ多くの血液を必要とします。重量あたりで換算すると、脳の血流量の約50ml／100g／分※に対して、網膜の血流量は約800ml／100g／分にも達するとされています。つまり、網膜の血流量は脳に比べて約16倍も多いということになります。

※約50ml／100g／分は、1分間に100gに対して血液が50ml流れるという意味。

目には無数の細い毛細血管が走り、血液を巡らせています。血液が細い血管をスムーズに通り、目のすみずみまで酸素や栄養を運ぶことで、目は正常に機能を果たすことができます。血流が悪くなれば、目の細胞は栄養不足、酸素不足に陥って疲弊し、病気にかかりやすくなり、視力も低下するのです。

目の病気の主たる原因は生活習慣にある

血流障害を招く原因はいろいろありますが、主たる原因は生活習慣の偏りです。

私たちの体は、食事内容や運動の量、睡眠時間など生活習慣によって大きく影響を受けます。

食べすぎや運動不足が、血流の悪化や、腸内環境の悪化、自己治癒力の低下を招いて目の機能を損ね、病気を引き起こしてしまうのです。

生活習慣が密接にかかわって発症する病気を生活習慣病といい、がんや動脈硬化、高血圧、糖尿病、脂質異常症（血中の脂質が過剰になったり、不足したりする状態）、痛風などがあります。

目の病気も、生活習慣の偏りで血流が悪化し発症するという点で、これら全身の病気と同じく生活習慣病といえます。

白内障と緑内障は、目の2大生活習慣病

中高年に多い白内障と緑内障も、代表的な目の生活習慣病です。加齢だけが原因ではありません。

白内障

血流障害も水晶体が濁る原因

白内障は、目のレンズである水晶体が白く濁り、光が目のなかに届きにくくなって視力が低下する病気です。その9割近くは、加齢に伴って起こる「老人性白内障」です。

白内障は進行するにつれ水晶体の濁りがじわじわと広がり、視界が白くかすんできて視力が下がる、ものが二重、三重に見える、日中の日射しや夜間の照明などがまぶしく感じるなどの症状が現れます。

水晶体が濁るのは、中に含まれるたんぱく質が変性するからです。加齢により目の代謝が低下するうえ、活性酸素による攻撃で水晶体のたんぱく質が変性していきます。活性酸素の発生源で特に影響が強いのは紫外線ですが、スマートフォンやパソコン、テレビなどの画面を長時間見続けることも活性酸素に目をさらすことになります。

水晶体が濁る原因は加齢や活性酸素だけではありません。血流障害も大いにかかわっていると考えられます。

水晶体には血管がなく血液が流れていません。血液のかわりとなるのが、目の中を循環している房水です。房水は水晶体に栄養素と酸素を供給し、水晶体で生じた老廃物を洗い流しています。

房水は毛様体で作られます。毛様体は血管に富み、血液から成分を取り込んで房水を産生しています。毛様体の血流が悪くなると、房水を作るための栄養や酸素が減り、房水の産生量が低下します。そうなると、房水から水晶体に供給される酸素や栄養が不足し、老廃物がたまってしまいます。血流が悪くなった結果、まわりまわって水晶体の機能低下や濁りを招くと考えられるのです。

手術は慎重に検討を

白内障の一般的な治療では、進行のスピードを抑えることを目的に、まず点眼薬や内服薬を用います。それでも病状が進み生活に支障がでてきたり、両目での矯正視力が0・7未満になったりしたら、手術をする目安とされています。

近年は技術の進歩で日帰り手術が普及しており、比較的早い時期から手術を勧められることも多いようです。手術で水晶体を取り除き、人工の水晶体（眼内レンズ）に入れ替えると視力は戻ります。ただし、これで万事ＯＫといかない場合もあります。

白内障の手術をすると、加齢黄斑変性（ものがゆがんで見えたり視野の一部が暗くなったりする病気）の発症率が、約3倍になるというデータが最新の研究で示されています。

加齢黄斑変性は進行すると最悪の場合、失明に至り、日本人の中途失明の第4位になっている病気です。

白内障が進み、著しく視力が低下したなら、手術をしたほうがよいと思います。しかし、「白内障手術は、日帰り手術もできるから簡単だ」と思って、すぐさま手術を受けることはお勧めしません。

手術で視力は上がりますが、長い目で見ると加齢黄斑変性の発症リスクもあるので、手術を受けるかどうかは慎重に検討することが大切です。

生活習慣の見直しで改善に向かう

白内障が発症したら、手術しか選択肢がないと思い込んでいる人が多いようです。しかし、そんなことはありません。

白内障の発病や悪化には、加齢のほか生活習慣が密接にかかわっています。白内障は進行が遅いケースが多く、早い段階から本書でご説明する生活改善を行うことが治療に直結します。

目を攻撃する活性酸素を減らしたり、全身の血流を促進したりする生活改善で、白内障の進行を阻止したり、視力が改善した例は多数見られます。日常生活でできる白内障対策はたくさんあります。手術を受けるにしても、生活を見直すことで予後が全く違ってきます。

緑内障 眼圧の上昇により視神経が死滅

緑内障は、眼圧（眼球内の圧力）が高いことにより、視神経が障害されて視野が欠け、見える範囲が狭くなっていく病気です。進行すると最後は失明に至ることが約5～10％ある病気で、日本人の失明原因の第1位となっています。

眼圧を調整しているのは、目の角膜と水晶体の間を流れている房水と呼ばれる液体です。房水は水晶体や角膜に酸素や栄養を運搬するとともに、眼球を内側から圧して、

房水の流れ

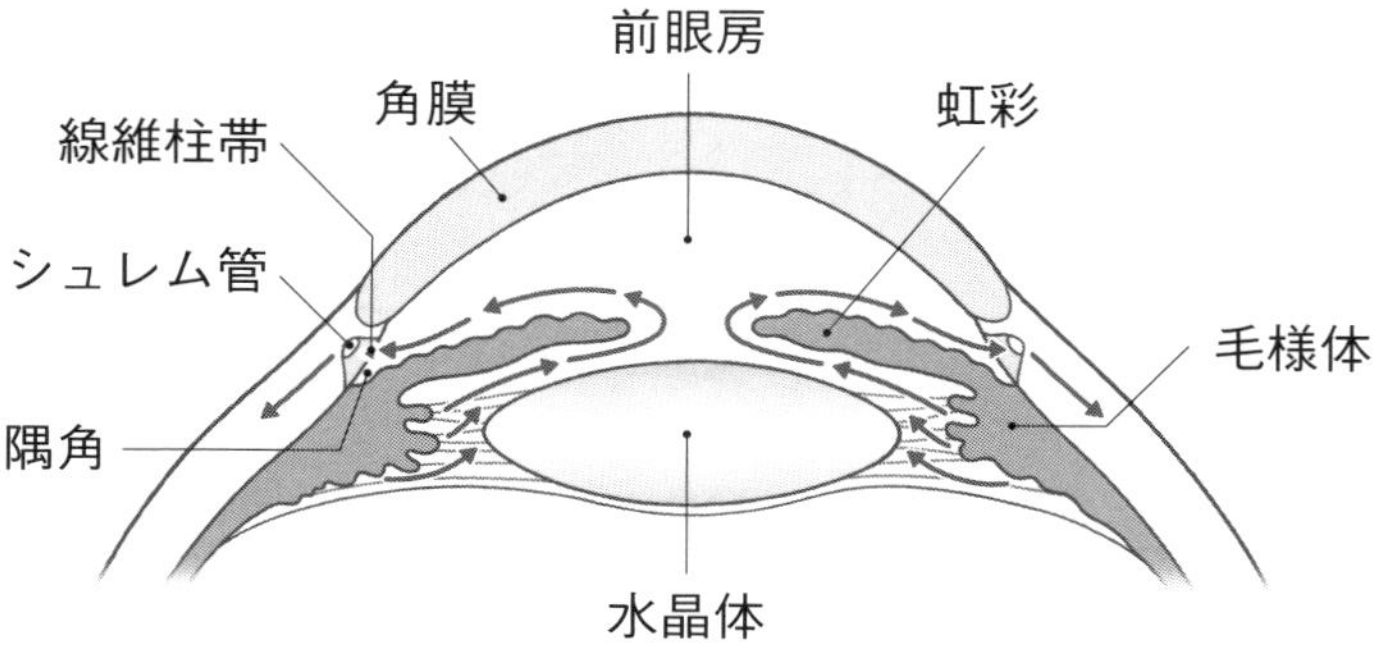

房水がたまって眼圧が上がる状態

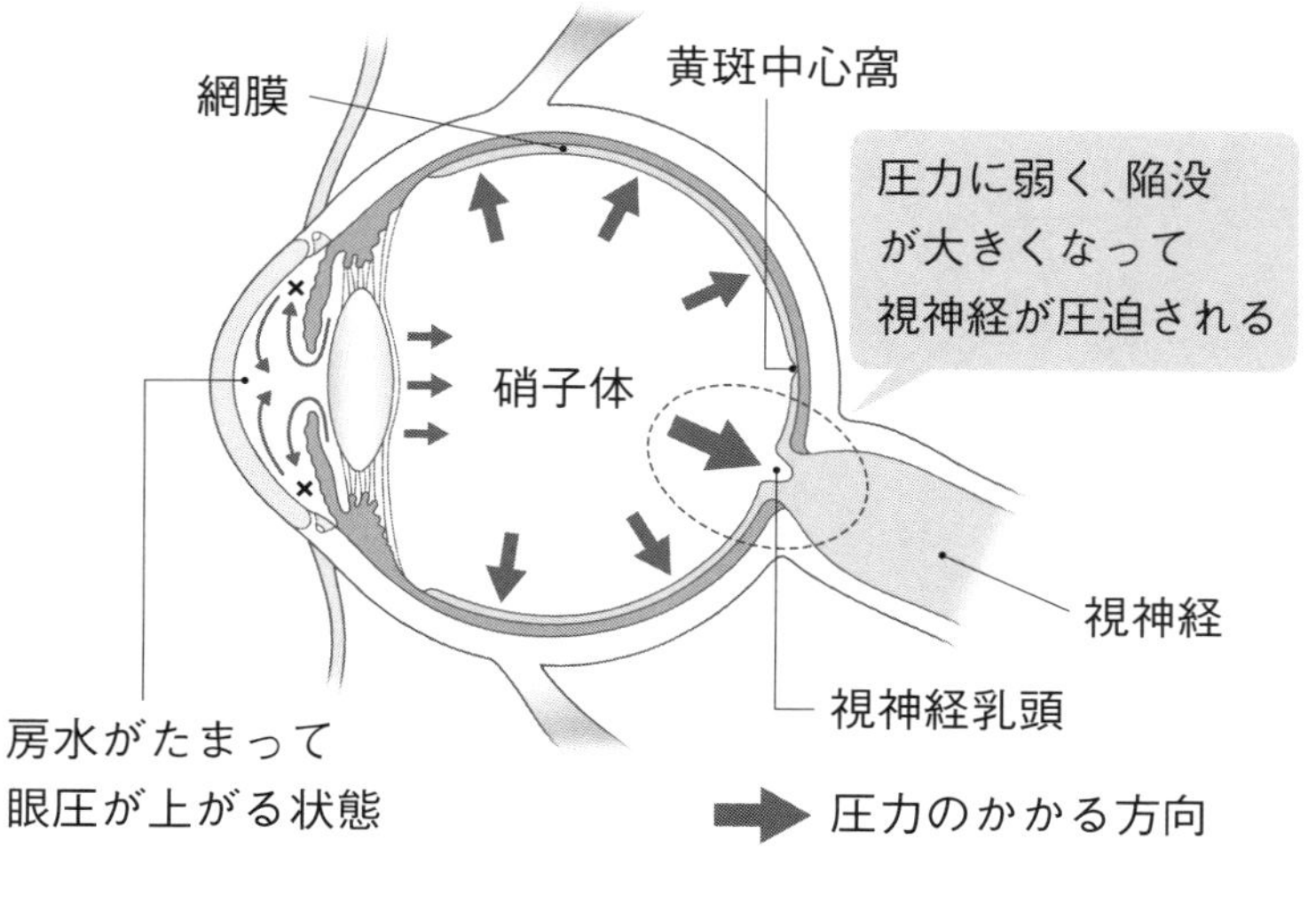

眼球の形や張りを維持しています。

房水は毛様体で作られ、虹彩のつけ根にある隅角という排出口から、線維柱帯というフィルターを通り抜け、配水管にあたるシュレム管に集まって静脈へ排泄されます。

通常、房水の産生量と排出量のバランスは維持されていますが、房水の排水口が狭くなったり、目詰まりしたりすると、排出できなかった房水が溜まり眼圧が上昇します。

眼圧が高くなると視神経が押しつぶされ、血流が途絶えて視神経が死んでしまいます。その結果、視覚情報を脳に伝達できなくなり、視野狭窄《しやきょうさく》（視野が狭くなる）、視野欠損（視野が欠ける）などの視野障害が起こります。

また、近年、正常眼圧緑内障が増えています。

低眼圧にもかかわらず視神経が障害される原因はまだ解明されていませんが、もともと視神経が弱い、正常眼圧でもその人にとっては高すぎるなどの理由に加え、血流障害も要因と考えられています。

治療の目的は眼圧を下げること

緑内障の治療は、眼圧を下げて視神経の障害を防ぐことが目的です。主な治療法には、点眼薬と手術があります。点眼薬には、房水の排出を促すタイプと産生を抑えるタイプがあり、正常眼圧緑内障では正常値より眼圧を下げることを目標にします。しかし、点眼薬の効果が十分でない場合もあります。

その場合、房水の排出を促すための手術が検討されます。手術にはレーザー治療と外科的手術があります。いずれも眼圧を下げる対症療法（原因ではなく症状に対する治療法）であり、視野や視力が回復するのではなく、進行を防ぐための治療であることを理解しておくことが大切です。

急激に眼圧が上昇した場合は手術が必要になりますが、眼圧がゆっくりと上昇する場合は、手術については慎重に検討してください。手術には眼球の組織を傷つけるリスクがあり、視力が低下する可能性もあります。また、一度の手術で十分な効果が得られるとは限らず、多くは2～3回行われます。できるだけ1回の手術ですむように、経験豊富な眼科医に依頼することが重要です。

眼圧のコントロールに欠かせない生活改善

緑内障の治療では、眼圧を下げることだけでなく、目の血流を改善することも大切です。緑内障の患者さんは、目だけでなく全身の血流が悪くなっており、その結果、目が酸素不足や栄養不足に陥りやすくなります。血流が滞ると視神経が弱くなり、緑内障の進行を速める原因となります。

緑内障になった人に生活習慣について尋ねると、食べすぎや甘いもののとりすぎ、睡眠不足、運動不足、ストレスの蓄積、慢性的な便秘や首・肩のこりがあるといった答えがかえってきます。

これらはいずれも全身の血行不良を招き、目の血行も滞らせて緑内障の発症や悪化を引き起こします。正常眼圧緑内障が増えている原因のひとつとして、血流障害によって視神経が弱くなっていることが深く関係していると、私は考えています。

緑内障の人は、睡眠を十分にとることも重要です。睡眠時無呼吸症候群（ＳＡＳ）がある場合、緑内障の悪化要因になります。イビキをかく人は、寝るときにかぶれにくいテープを口に貼り、口呼吸と睡眠時無呼吸を防ぎましょう（詳しくは１２２ページ参照）。

緑内障は、ストレスとも深く関係しています。生活リズムを整え、上手にストレスを解消して目を守りましょう。

このように緑内障の治療も白内障と同じく、生活改善が治療の中心になります。手術を受けない人も、受ける人も、ぜひ生活習慣を見直しましょう。手術を受ける人は、2度目以降の手術を回避できる可能性が高くなります。

目の生活習慣病の3大原因

目の血流を悪くする生活習慣のなかで、特に弊害が大きいのは、次の3つです。

- **過食（食べすぎ）**
- **運動不足**
- **腸内環境の乱れ**

「食べすぎ」がもたらす害

食べすぎると代謝しきれなかった糖分や脂質（中性脂肪やコレステロール）、たんぱく質が血液中に増えるため、血液はドロドロになります。目の血管は細い毛細血管が集中しており、ドロドロ血液では目の血流が悪くなります。

また、食べすぎたり間食や夜食が多かったりすると、胃腸は消化吸収に追われます。胃腸に大量の血液が集中することで、脳や手足の血流が低下します。脳と直結している目にも、血流障害が起こるのです。

そのほか、食べすぎは自己治癒力の低下や、組織に炎症を起こす「糖化」、組織を破壊する「酸化」などをもたらします。

「運動不足」がもたらす害

私たちの体は、筋肉を動かすことによって血液を体のすみずみにまで循環させています。日常、体をあまり動かさなかったり、これといった運動をしていなかったりすると、筋肉の動きが減り、全身の血流が低下します。当然、目の血流も悪くなって、目の病気を引き起こす原因になります。

「腸内環境の乱れ」がもたらす害

腸内には善玉菌、悪玉菌、日和見菌という腸内細菌が棲《す》んでいます。

このうち悪玉菌が増殖すると便秘になって宿便がたまり、腸内の腐敗が進むことで血液を汚してしまいます。汚れた血液が全身を巡り、目にも流れて目の細胞の健康を損ねてしまうのです。

また、便秘によって腸に有毒物や老廃物がたまると、腸に微小炎症（慢性炎症の芽）を引き起こします。

微小炎症が起こっている部分は、血流が悪くなり、血液はドロドロになります。すると、さらに血流が悪くなるという悪循環が起こります。

白内障の患者さんは、便秘傾向が強くみられ、患者さんの眼底を見ると、眼動脈の血液がドロドロになっているのが確認できます。

近年では、目と腸には関係があり、腸内環境が目に影響を与えていることを示す研究も報告されています。

第2章

生活改善で目の病気を根本から治す

病気の元を正して治りやすい体内環境をつくる

目の病気は全身の状態を改善しないとよくならない

長年、私は**目と全身の関係を重視し、生活習慣の改善によって目の病気を体全体から改善する治療**に取り組んできました。この治療法を私は「**目の綜合医学**」と呼んでいます。西洋医学と東洋医学の両者の考え方を融合した、新たな概念です。目だけを診るのではなく、体全体を診て行う医療です。

東洋医学は、局所的な病気であっても、体全体を診て体質を変えることで病気の改善を目指します。

そのような方法よりも、目薬をさしたり、レーザー治療をしたり、手術をしたほうが早く治せるのではないかと思うかもしれません。

急性の病気はそうかもしれませんが、慢性の場合は、体質を変えることのほうが近道になることも多いのです。

私は眼科医として、患者さんの体質改善の補助に漢方薬を用い、必要に応じて西洋医学的治療を行っています。体質改善の中心は、毎日の生活習慣の改善です。そのため患者さんには、**医師任せの受け身ではなく、患者さんに参加していただくこと（患者さん参加型の医療）が大切**であるとお話しして、日々の診療にあたっています。

目の健康度は、体の健康度を超えることはない

緑内障になった人に生活習慣をうかがうと、食べすぎ、甘いもの好き、夜更かし、ストレスがあると答える方が目立ちます。また、慢性的な便秘や肩こり、首のこりがある方も多くみられます。生活習慣の偏りにより血流障害が起きたり腸の働きが低下したりして体調が悪くなり、それが目に現れて緑内障になっているということです。これは白内障や黄斑変性など、ほかの目の病気でも同じことがいえます。

目の健康度は、体の健康度を超えることはありません。全身を不健康なまま放置して、薬や手術で目だけを治療しても対症療法（原因でなく症状に対する治療法）にと

どまります。

目の病気を根本から治し視力を回復するには、病気の元になっている生活習慣を改善することが重要です。その大前提があってこそ、西洋医学の治療効果も得られます。

たとえ、一時的に治ったとしても、病気になる体質が治っていなければ、また再発してしまいます。あるいは、別の病気になって出てきます。生活習慣を改善することで、体質を元から治し、病気にならないようにすることが大切です。

「目の綜合医学」では、東洋医学や食養の考え方も取り入れながら、食事や運動、睡眠、心の持ち方などを見直す方法を指導しています。生活改善は、いわば全身に働きかける根本療法です。

生活改善のポイントは少食、運動、腸の正常化

皆さんに取り組んでいただきたい生活改善のなかで、ポイントとなるのは、①少食、②運動、③腸の正常化の３つです。

①少食の効果

＊血流がよくなる

生活改善の第一歩は「食べすぎ」をやめ、「少食」を心がけることです。

具体的には、まず間食・夜食をやめ、慣れてきたら食事は腹八分目にします。それができたら、「朝食を抜く」というのが理想です（詳しいやり方は78ページ参照）。

少食の最大の効果は、「血流の改善」です。食事の全体量を減らせば、食べ物はあますことなく消化されます。余分な栄養や老廃物が血液中にないので、血液がサラサラになって、全身のすみずみまでスムーズに流れるようになります。当然、目の血流もよくなります。

＊修復に必要なホルモンの分泌が高まる

食べすぎは、組織の修復に必要な成長ホルモンや副腎皮質ホルモンなどの分泌低下を招きます。反対に、少食は、これらのホルモンの分泌を高めます。

成長ホルモンは、睡眠中に多く分泌され、傷ついた組織や細胞を修復します。また、副腎皮質ホルモンは、炎症を抑えたり、体を異物から守る免疫のしくみを支えたり、ストレスを軽減したり、糖の代謝を正常に保ったりするなど、生命活動の維持に大切な働きをしています。

甲状腺ホルモンは、代謝を活発にする作用があり、組織の修復を円滑にしたり、細胞分裂を促進したりして、新しい細胞が作られやすくなります。

これら組織の修復作業は、多くは睡眠中に行われるので、ほどよく空腹にして眠ることが大切なのです。

「病気が治るのは、寝ているときとおなかがすいているとき」と覚えておきましょう。

＊細胞を修復するしくみ「オートファジー」が活性化する

少食にして空腹時間が長く続くと、オートファジーが活性化して体の修復が効率よく進みます。

オートファジー（自食）とは、細胞内の使い古されたたんぱく質や老廃物、病原体などを分解・再利用するしくみです。このしくみによって、細胞の修復や新陳代謝が促され、細胞は元気を保ったり、老化や病気を防ぎやすくなったりします。

目の眼底に出血や白斑が起こったり、水晶体のたんぱく質が変性したりすると、オートファジーが、無駄な血液や異常なたんぱく質を処理して病気を改善します。

オートファジーは空腹状態のときに活性化します。反対に、食べすぎるとオートファジーが抑制され、目の傷ついた細胞や老廃物の処理が進まなくなります。

食べすぎは、自己修復力を低下させ、白内障をはじめさまざまな病気の予防・改善を困難にします。

＊老化を抑制する

近年の研究では、老化を遅らせ、寿命を延ばすＳｉｒ２《サーツー》という遺伝子（長寿遺伝子）の存在が明らかになりました。この遺伝子は、細胞の修復や細胞を破壊する活性酸素の除去、動脈硬化や糖尿病の改善などの働きをもつことで知られており、空腹状態で活性化し、食べすぎで機能を低下させることがわかっています。

②運動の効果

＊血流がよくなる

運動不足は血流を低下させて、目の病気を引き起こしたり、症状を進ませたりする原因になります。

血液は心臓のポンプの力で押し出され、動脈を通って酸素や栄養を組織に届け、体の末端まで流れたら、静脈を通って老廃物を回収しながら心臓へ戻ります。この往路と復路で血液がスムーズに流れていれば、全身の血流がいいということになります。

血液が足から心臓に戻る復路は、心臓より遠く、低い位置にあります。静脈には血液を運ぶ力はほとんどないため、足の筋肉が収縮と弛緩を繰り返すことによって、血液を心臓に向かって押し上げています。

運動不足が続くと、筋肉の動きが少なくなるうえ、筋肉量が減るため、血液を送り出すポンプ作用が弱まります。そうなると全身の血流が悪くなり、目の血流も低下してしまいます。

ウォーキングなどの運動を行うと、足の筋肉が収縮するたびに、筋肉の間にある血管が締め上げられ、血液を心臓に押し戻すことができます。散歩ペースのウォーキングを日課にすれば、全身の血流がよくなり、目に栄養と酸素が潤沢に届くようになって病気も改善していきます。

＊オートファジーを促進する

運動は少食とセットで行うことが重要です。筋肉量を維持するとともに、オートファジーがより効率よく起こります。眼底の出血や白斑は、オートファジーによって消せることが多く、目の病気の改善が期待できます。

③腸の正常化の効果

＊血液がきれいになる

腸内環境は全身の健康を左右するといわれています。腸内環境の良し悪しは、腸内細菌（善玉菌・悪玉菌・日和見菌）のバランスで決まります。

健康を損ねるのは、悪玉菌が優勢になって腸内環境が悪化したときです。腸内環境の悪化を招く大きな原因は食べすぎです。

胃腸の許容量を超えて食べすぎると、腸内には消化しきれなかった食べ物のカスがたまります。悪玉菌はこれらを腐敗させて、有害物質を作り出し、腸の働きを低下させます。また、肉や甘いものをとりすぎると、悪玉菌はこれをエサにして増殖します。日和見菌も悪玉菌に加担するので、腸内環境はいっそう悪くなります。

悪玉菌が増えると、腸のぜん動運動が低下して便秘になります。腸に停滞した宿便は腐敗・発酵し毒素が生じます。この毒素に悪玉菌が作るインドール、スカトールなどの物質が加わって、腸の汚染が進みます。

これらの毒素は腸から血管へ再吸収され、汚れた血液が全身を巡ります。目の細胞が汚れた血液を取り込めば、活力を失って正常に機能しなくなり、目の病気の引き金になります。ですから、食べすぎをやめて血液を汚す便秘と宿便を解消し、腸内環境を良好に保つことが、目の治療には大切なのです。

＊免疫が高まる

腸には全身の7割の免疫細胞が集中しています。善玉菌は免疫細胞を活性化させ、免疫力を高める働きがあることが知られています。善玉菌が優勢な腸内環境をつくることが、目を含め全身の健康を保つことにつながるのです。

最新研究で示された「生活習慣と目の病気の関係」

目と生活習慣の関係は、眼科学会や医学的な研究の場でも、長く取り上げられてきませんでした。しかし、近年、このテーマに光が当たり始めています。

＊カロリー制限が緑内障の発症を抑える

2017年の日本眼科学会では、「カロリー制限と緑内障」に関する発表（東京都医学総合研究所・視覚病態プロジェクトの郭暁麗主任研究員ら研究チーム）もありました。日本で開発された「正常眼圧緑内障マウス」（遺伝的に正常眼圧でも緑内障を起こすマウス）を使った実験です。実験では、必ず緑内障になるマウスに、1日おきに絶食させたところ、網膜の神経細胞死が抑えられ、緑内障を発症しないことが明らかになりました。

研究チームは、「カロリー制限は生活習慣病だけでなく、緑内障の予防にもつながるかもしれない」と指摘しています。

＊運動習慣が眼圧に与える影響が明らかに

２０１７年、日本眼科学会で画期的な研究発表が行われました。「運動習慣が眼圧に与える影響」と題して、九州大学の研究チームにより、運動によって眼圧が下降することを示唆する研究結果が発表されたのです。

研究チームは、福岡県久山町で疫学調査（集団の調査を通して病気の原因や予防法などを考察すること）を行い、40歳以上の住人１８７１人（眼圧に影響を与える治療や手術をしている人を除く）を対象に、１週間当たりの運動回数・運動時間と眼圧の関係を、５年間にわたって調べました。

結果は、運動の回数と時間が多いほど、有意に（統計的に意味をもつ差があること）眼圧が低いことがわかりました。

緑内障の主要な原因は眼圧が高くなることであり、眼圧のコントロールが治療では欠かせません。

従来の標準治療では、眼圧のコントロールは薬と手術で行ってきました。しかし、一度下がった眼圧が再び上がったり、治療しても正常範囲に収まらなかったりする例は少なからずみられます。こうした状況に対して、運動という生活習慣と眼圧の関係を明らかにしたこの研究は、緑内障治療に新たな視点をもたらす注目すべきものといえます。

*ドライアイと運動の関係が明らかに!

これまでドライアイは、コンピューターなどの機器を使用することが原因とされてきました。2021年、これに加えて、高脂肪食と運動不足がドライアイ発症に大きくかかわっているという研究が、名古屋アイクリニックの小島隆司先生によって報告されました。

研究によれば、ドライアイが起こる原因として、高脂肪食と運動不足によってマイボーム腺が詰まると指摘されています。

マイボーム腺はまぶたの縁にある皮脂腺で、涙の蒸発を防ぐ油分(マイボーム油)を分泌しています。マイボーム腺が詰まって油分が出なくなると、涙はすぐ乾いてしまいます。その結果、目の表面が乾くドライアイが起こります。

オフィスワーカーを対象とした研究で、ドライアイ群と非ドライアイ群を比較したところ、運動量が多い人ほど涙の分泌量が多いと報告されています。

＊睡眠時無呼吸症候群と緑内障の関係を解明

睡眠と緑内障の関係を解明した研究も発表されています。

２０１６年、北海道大学の研究チームは、睡眠時にイビキと呼吸停止を繰り返す「睡眠時無呼吸症候群」と緑内障の関係を明らかにする研究論文を、米国科学誌に発表しました。

睡眠時無呼吸症候群があると、緑内障にかかる率が正常な人の約10倍高いことは、従来から知られています。その原因として、呼吸停止時に眼圧が高まるのではないかと推測されていました。

眼圧は1日の時間帯や姿勢によって変動することはわかっていますが、睡眠中の眼圧を測定するのは困難でした。研究チームは、睡眠中にも装着できるコンタクトレンズ型眼圧計を用いて計測を行いました。その結果、無呼吸時には眼圧が下がることがわかりました。

研究チームは、緑内障の真の原因として、無呼吸による酸素不足が視神経障害を引き起こすのではないかと指摘しています。

この研究から、緑内障の悪化防止のために、睡眠時には口呼吸とイビキを防ぐ「口テープ」をするようにと、私は患者さんに勧めています（やり方は122ページ参照）。

＊黄斑変性の予防に野菜や魚が有効

日々の食事が眼病の予防に役立つという研究もあります。

2019年、名古屋市立大学大学院医学研究科視覚科学・安川力教授が、「加齢黄斑変性の予防アップデート」と題した論文を眼科専門誌に発表しました。

論文では、加齢黄斑変性の前駆病変（本格的な病気として発症する前に生じる病変）が50歳以上の7人に1人の割合で認められました。その人たちへの治療指針として、禁煙、高血圧治療、肥満の改善のほか、緑黄色野菜の摂取、肉より魚を多く食べることなどを推奨しています。

また、ビタミンC・E、亜鉛、ルテイン（ホウレンソウなど緑黄色野菜に多い色素成分）を組み合わせたサプリメントは、加齢黄斑変性の予防に有効であり、5年間で

25％の予防効果が実証されたということです。

さらに、「白内障の手術後は、10年以内の加齢黄斑変性の発症率が約3倍になる」という疫学調査の結果を示しています。

この研究報告では、生活上の予防措置を怠ったまま治療を繰り返すより、開業医が予防の指導を行うほうが、ＱＯＬ（生活の質）を保つという点で勝っているとも指摘しています。目の病気の発症や悪化を防ぐには、当院で指導しているような生活改善が重要であるという記述があり、私は大いに意を強くしました。

これらの研究にあるように、運動や食事、睡眠にもスポットが当たりはじめています。目の病気と生活習慣がいかに密接にかかわっているか、おわかりいただけたでしょう。

生活改善と標準治療の両方で目を守る

ただし、ここでひとつ押さえておきたいのは、治療は「西洋医学による治療か、生活改善か」といった二者択一ではないということです。それぞれが良さをもっています。どちらかに固執することはありません。両方の医療から良い点を取り入れてほしいと思います。

「目の病気は早期発見、早期治療が重要」といわれますが、早期治療といっても、現在の標準治療はほとんどが対症療法です。根本的な治療ではありません。とはいえ、生活改善だけで病気が治るとも限りません。

レーザー治療や手術が有効な場合は、それを先に受けてから生活改善をするとよいでしょう。生活改善をすれば、体質が改善されて術後の経過がよくなり、再発も防ぎやすくなります。

もし手術を勧められたら

手術やレーザー治療をすぐしたほうがいい場合も確かにあります。緊急性の高い、黄斑円孔や網膜剝離などの手術、急性緑内障のときのレーザー治療などです。

しかし、早めにといわれた場合は、一度帰宅して冷静になったときに、よく考えたほうがいいと思います。即決すると判断を間違えることがあるからです。

説明を一度聞いても、はじめての病気の場合、わからないことがたくさんあると思います。そのようなときは医師に何度も質問してください。

そのためには、わかりやすくよく説明してくれる医師にかかるか、ふだんから信頼できる医師を見つけておき相談したほうがいいでしょう。大切な目ですから、十分説明を受けたうえで手術は受けてほしいと思います。

もしも何かで1000万円の契約をするとしたら、契約の説明をよく聞くのではないでしょうか。「即決してください」といわれても、一度冷静に考えるでしょう。特に、はじめての人と契約するときは慎重になると思います。

医師も昔からよく知っている医師なら大丈夫かもしれませんが、はじめて会ったような医師に突然手術といわれた場合は、慎重になると思います。そして目の場合は、1000万円出しても買うことができません。あなたの目の価値はいくらでしょうか？

第3章

ポイント①「少食」で目がよくなる

少食は目の病気を治す最良の薬！

生活改善で最も重要なのは、食事の見直し

生活改善でいちばん大切なことは、食事の見直しです。なかでも、最初に行っていただきたいのが、「過食（食べすぎ）」をやめ、「少食」にすることです。

目の病気の要因である血流障害は、過食が原因です。ゆえに、少食にして血液循環をよくすることが治療の基本となります。

目は多くの栄養と酸素を必要とする器官であり、細い毛細血管をスムーズに血液が流れることで「見る機能」が維持されています。

少食にすると、胃腸への負担が減り血液を胃腸に集中させなくてよくなるので、血液が全身を巡りやすくなります。腸内環境も良好になり、便秘・宿便を防ぐことがで

きます。

こうして血液と血管がきれいに保たれることで、目の病気の予防や改善、視力の回復が可能になるのです。

病気が治るのは、寝ているときと空腹のときだけ

少食の効果は血流の改善にとどまらず、さまざまな素晴らしい効果が得られます。

例えば、少食にしてほどよい空腹状態になると、体の修復にかかわる成長ホルモンなどの各種ホルモンや、オートファジー、Sir2《サーツー》遺伝子が活性化して、目の組織の修復が促進されるのです。

Sir2遺伝子は、寿命を延ばす働きがあるので、老化を抑制する効果も期待できます。ラットを使った実験によると、通常のエサを与えた群に比べ、エサの量を20%減らした群では、寿命が延びることが明らかになっています。

病気が治るのは、寝ているときと空腹のときだけです。空腹は病気を治し、若さを保つ妙薬です。

おなかがすいてグーとなっているときは、病気がどんどん治っている時間です。ま

た、体が若返っている時間でもあります。

少食だとおなかがすき、「つらい」と思えばストレスになり、食生活の改善も続きません。では、「この空腹が薬なのだ！」「今、病気が治っているのだ！」と発想を変えたらどうでしょう。少食が苦にならず、続けられると思いませんか。

おなかがすいたら、目がよくなっていくイメージを思い描いて、空腹を愉しんでみてください。

少食のやり方のコツ

ステップを踏んで徐々に少食に近づける

現代人の多くが、食べすぎによって体調不良や病気を抱えています。しかし、ほとんどの人は、そのことに気づいていません。気づいていたとしても、食の誘惑は強く、多くの人が食べすぎをやめられません。

食べたあと「おなかがいっぱい」と感じたら、それは食べすぎです。ましてや、体を動かせないくらい食べていたら、それはもう立派な食べすぎです。また、間食や夜食をとること、1日3食も食べすぎに入ります。

そのような方は、ステップを踏んで、徐々に少食に慣らしていきましょう。段階を踏めばストレスをあまり感じることなく、実践することができます。いきなり食事を減らすと、空腹に耐えられず失敗してしまいます。以下、少食の習慣を身につけるための、3段階のステップをご紹介しましょう。

少食ライフに向けての3段階の食べ方改革

【ステップ1】 間食・夜食をやめよう

まず、間食や夜食をやめることからはじめます。

ふだんあまり意識していないかもしれませんが、間食の習慣がある人は、午前10時

少食ライフに向けての3段階の食べ方改革

第1段階　間食・夜食をやめよう

↓ **第1段階**を実行できたら

第2段階　腹8分目にしよう

↓ **第2段階**を実行できたら

第3段階　朝食を抜こう

頃や午後3時頃、何かしら口にしています。なかには、夕飯は食べたのに夜遅く「小腹が減った」と夜食をとる人もいます。まずはこうした間食や夜食をやめましょう。

今まで間食の習慣があった人は、いきなり全部やめるのは難しいでしょうから、まず食べる量や回数を徐々に減らしていきましょう。

間食をやめると、口寂しいという人がいるかもしれませんが、体が変化に慣れるには、1週間から10日はかかります。少しだけ努力して慣れるのを待ちましょう。しだいに体調がよくなり、空腹もあまり感じなくなってきます。

この慣らし期間中に体が軽くなったり、体重が減ったり、むくみが取れたりして、体調が改善する方もいます。

どうしても「我慢できない、食べたい」という欲求がこみ上げてきたら、水か炭酸水を飲んでください。

もともと間食・夜食をとっていない人は、次のステップ2からはじめてください。

【ステップ2】　腹八分目にしよう

間食や夜食をやめることができたら（または減ってきたら）、次は食事を腹八分目にしましょう。

腹八分目とは、おなかいっぱい食べたときの満足感を10とすれば、「もう少し食べられそう」「ちょっと物足りない」という感覚です。食べたあとでも、走ろうと思えば走れそうなくらいの感覚です。

腹八分目を実行するのは、そんなに難しいことではありません。自宅での食事なら、器に盛る量を最初から「八分目」程度にするとか、外食は、注文時にあらかじめ量を少なめにしてもらうよう伝えておくとかすればよいのです。

食事の理想的なバランス

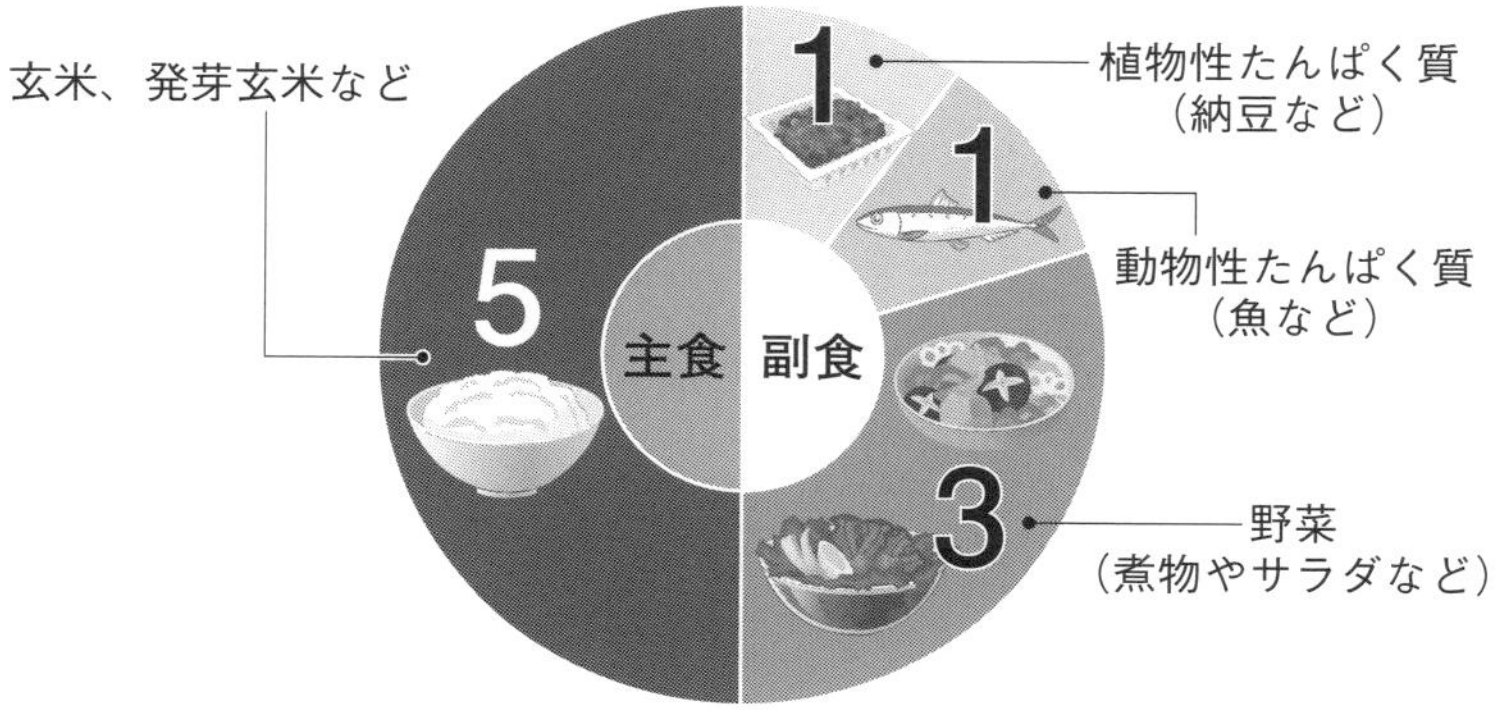

食事のバランスは「主食５：副食５」を基本に。
副食の内訳は「野菜３：動物性たんぱく質１：植物性たんぱく質１」にする。

食事の質を大切に

腹八分目にしたら、食事の内容も大切です。食事のバランスを大切にしてください。私がお勧めしている食事の理想的なバランスは、上の図をご覧ください。

1回の食事の目安として、主食と副食の割合を5対5にします。

主食は、白米から玄米や分づき米、胚芽米、雑穀米、そばなどにすることで、栄養価が高くなり、食事の満足感も得やすくなります。

副食5の内容は、野菜3（煮物、サラダなどの野菜や海藻）、動物性たんぱく質1（魚介類が中心）、植物性たんぱく質1(納豆や豆腐などの大豆製品)です。

これらは食物繊維が豊富なので食べ応えがあり、満足度も高くなります。また、善玉菌を増やして腸内環境を良好にする効果もあり、一挙両得です。

腹八分目を続けると、それまでよりも確実に体調はよくなります。病気を治す体内環境が整ってくるので、目の状態も改善されます。

【ステップ3】 朝食を抜き、1日2食にしよう

腹八分目に慣れたら、次は朝食を抜いてみましょう。朝食を抜く目的は2つです。

1つは、食事量の総量を減らすということです。これまである程度ボリュームのある朝食をとっていた人の場合、朝食を抜くことでさらに少食にすることができます。

2つめは、プチ断食ができるということです。

朝食を抜くと、前日の夕食後から睡眠をへて、翌日の昼食まで何も食べないことになります。これにより、胃腸が空になる時間が長くなり、消化活動にかかわる胃腸の負担を大幅に減らし、内臓を休ませることができます。

これは、毎日、プチ断食をするのと同じことになり、先に述べた体の修復にかかわ

るオートファジーやSirt2遺伝子を活性化したり、ホルモンの分泌を促進したりすることができます。

朝食については、多くの専門家の間で、「必要」「不要」と意見が分かれるところです。私の長年の臨床経験からいうと、朝食を抜いた患者さんは、明らかに目の病気も、全身の不調も改善に向かいやすいことを確認しています。したがって私自身は、患者さんには朝食抜きの1日2食をお勧めしています。

しかし、人の体と心は100人いれば100通り違います。朝食を抜くのは無理と感じる人がいても、不思議はありません。

どちらがいいかは、まずはご自身でやって体感してみてください。頭で考えるより、体感することが重要です。どちらがいいかは、自分の体が教えてくれます。自分の体を信じて、調子のいいほうを実践してください。

朝食を抜くことで1日のリズムが変わり、調子が出ない、元気が出ないと感じることもあるでしょう。しかし、これも1週間もすればだんだん慣れてきて、体の違和感もなくなります。自分の体の声を聞いて、無理のない範囲で少食を実践できればいいので、朝食抜きができない場合は、腹八分目で少食を続けてみてください。

少食ライフのワンポイントアドバイス

＊朝食抜きで物足りないときは青汁、野菜ジュースを

朝食を抜いて、「どうしても何か口にしたい」「どうしても物足りない」という人は、青汁や野菜ジュース、ニンジンジュース、豆乳、具のないスープやみそ汁、すまし汁などを飲むといいでしょう。飲み物や汁物であれば、胃腸への負担も軽くなります。

＊少食ステップの順番を守る

ステップ1や2ができないうちに、朝食抜きをやってはいけません。いきなり朝食を抜くと、夕食をドカ食いして内臓に負担がかかり、かえって体を悪くしてしまいかねません。ステップの順番は必ず守りましょう。

＊少食でもおいしいものは食べられる。メリハリが大切

少食健康法というと、「おいしいものが食べられなくて、人生の楽しみがなくなってしまう」と思う人がいるかもしれませんが、そんなことはありません。お寿司やケーキも、たまには食べてもいいんです。要は、メリハリです。少食にすると、かえっておいしいものがさらにおいしくなり、幸せを感じられるようになります。

＊朝食抜きができない人、注意が必要な人

子ども、胃潰瘍・胃下垂の人、大食いの人は、朝食抜きをやってはいけません。

子どもは消化能力がまだ低いので、食事は小分けにして食べる必要があり、朝食抜きはできません。同様の理由で、胃下垂の人、胃潰瘍がある人も、朝食抜きはできません。

大食いの人は、腹八分目を続けられるようになっていれば、朝食抜きをやってもいいでしょう。しかし、腹八分目ができないなら、朝食抜きはやらないでください。大食いの人は朝食を抜くと、反動で夕食をドカ食いしやすく、結果的に食事の総量が増えます。これでは、1日2食にする意味がなくなってしまいます。大食いの人は、ステップ1、2を行い、食べすぎの改善を図ることが大切です。

糖尿病でインスリン注射をしている人は、ステップ1〜3を行う前に、主治医に相談してください。自己判断で少食にするのはやめましょう。

食事の基本

少食にしたうえでの食事の内容について、もう少し詳しくご説明しましょう。

玄米や胚芽米を食べる

少食にするときに気をつけたいのは、食事の質です。質の悪い食事では栄養不足になってしまうので、栄養豊富なものをとりましょう。

栄養豊富というのは、高カロリーな食品ではなく、健康づくりに必要なビタミン・ミネラル・抗酸化成分を多く含む食品を指します。

玄米は、まさにそうした食品の代表です。精米するときに取り除かれる玄米の胚芽や種皮などには、ビタミン・ミネラルや抗酸化成分が豊富に含まれています。

白米と比べると、玄米にはビタミンＢ１が約５倍、ビタミンＥが約12倍、マグネシウムが約5倍、食物繊維が約6倍も含まれています。抗酸化成分としては、フィチン酸、フェルラ酸が、また、精神安定作用をもつγ《ガンマ》-オリザノールやGABA《ギャバ》（γ-アミノ酪酸）なども豊かに含まれています。

玄米に抵抗のある人は、玄米の分づき米や胚芽米を利用するといいでしょう。分つき米は、精米率を低くしたもので、3分づき、5分づき、7分づきなどがあり、数字が小さいほど玄米に近くなります。

胚芽米は、胚芽だけを残した米で、白米よりは栄養が豊富です。最近は、白米に混ぜて簡単に炊ける雑穀も多く市販されています。雑穀も玄米に準じた効果があります。

＊玄米食は1日1回でもいい

玄米はお勧めですが、3食全部を玄米食にする必要はありません。玄米は腹持ちがいいので、2食でも十分です。1食でもいいかもしれません。私も、体調に応じて2食にしたり1食にしたりしています。

玄米食をはじめる場合には、1週間に1回だけ玄米食にするぐらいの気持ちでスタートしてください。

健康に良い食事のピラミッド

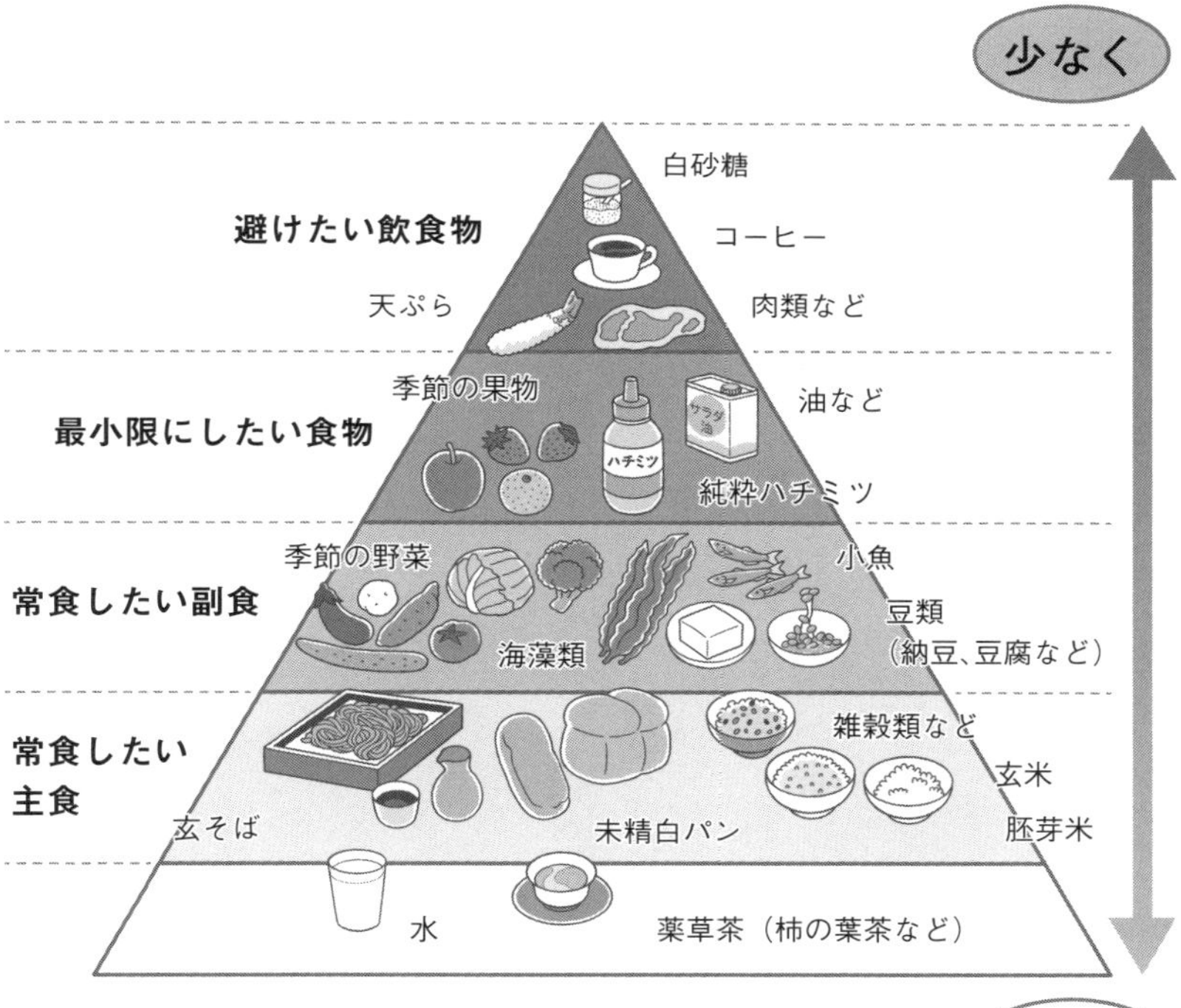

玄米食が合わない場合には、無理に食べる必要はありません。実際に、玄米食がどうしても合わないという人はいます。例えば、胃下垂や胃腸の弱い人などです。また、玄米をゆっくり噛む時間がない人やよく噛めない人もいるでしょう。その場合は、玄米がゆや発芽玄米もちにするといいでしょう。とてもおいしいですよ。

主食でパンやそばを食べるときは、全粒粉パンや十割そばがお勧めです。

＊太りぎみの人に玄米食は特にお勧め

玄米食が最も適しているのは、太っている人です。生活習慣病は、食べすぎによる体重増加からはじまります。どちらかというと、現代日本人は、栄養過多だと思いますので、食べすぎない工夫が大切です。玄米食にすると味覚が変わり、食事の内容も自然に変わるので、食べすぎを防ぐことができます。

野菜をたっぷり食べる

おかず（副菜）で積極的に食べたいのは野菜です。ビタミンやミネラル、抗酸化成分、食物繊維が豊富で、健康づくりに欠かすことができません。煮物、おひたし、サラダ、みそ汁、スープの具などにして食べましょう。海藻類を組み合わせると、さらにミネラルや食物繊維が豊富になります。

善玉菌の好物である食物繊維をしっかりとることで善玉菌が増え、腸内環境が良好になります。

玄米と野菜中心の食事は、食欲にブレーキをかけるという利点があります。玄米菜食では、豊富なビタミンやミネラル、酵素などを摂取することで、脳にある満腹中枢が正常に働き、食べすぎを抑えることができるので、無理なく少食を続けることができます。

また、緑黄色野菜のなかでも抗酸化成分のルテインを多く含むホウレンソウは、加齢黄斑変性の予防に有効という研究報告が多数あります。

肉より魚を食べる

肉類に含まれる脂肪は、食べすぎると血液をドロドロにして血流を悪くする要因になります。また、肉類を多くとると腸内で有毒な物質が生じやすくなり、腸の炎症が進みます。一方、魚介類は、腸の炎症を抑えるように働きます。おかずのメインは、肉より魚を選びましょう。

甘いもの・脂っこいものを減らす

甘いものを日常的にとっていると、血液中の余分な糖がたんぱく質と結びついてA《エー》GEs《ジーイーズ》（終末糖化産物）と呼ばれる悪玉物質を作り、「糖化」を促進します。

AGEsはたんぱく質を攻撃し、その機能を低下させる働きがあり、血管の組織がもろくなって毛細血管を潰してしまいます。目にとって脅威です。

揚げ物など脂っこいものは、活性酸素を増やして「酸化」を促進するとともに、腸の炎症を誘発します。また、悪玉菌を増やして腸内環境を悪化させ、血液を汚して血流障害の原因になります。

血流を良好にするために少食にしているのですから、目の病気の治療効果を高めるためにも、甘いものや脂っこいものはなるべく控えるようにしましょう。

研究でも、高脂肪食の食事は加齢黄斑変性のリスクを高めるという報告があります。

＼コラム／

山口先生の少食の習慣

40年続ける朝食抜きと玄米食で快調

私は、玄米食と朝食抜きを40年ぐらい続けていますが、体調はすごくいいです。基本的に、昼食と夕食の1日2食です。ただ、旅行に行ったときなどは、朝食がついているため食べます。

朝は、固形物はとりませんが、水分はしっかりとっています。現在のメニューは、水や青汁、甘酒豆乳などです。

お昼は、現在は小豆入り玄米と、手作りみそ汁（どんことコンブでだしをとり、具はニンジン、ダイコン、ネギ、コマツナ、豆腐、ワカメなど）に、魚などを食べます。

夕飯は、お昼と同じメニューで、量はなるべく少なくしています。

食べすぎたと思ったときは、次の日はあまり食べないようにしています。肉はほとんど食べません。

メニューは飽きることがあるので、ときどき変えています。

玄米は炊くのが難しいと思う方がいるかもしれませんが、そんなことはありません。私は電気高圧釜で炊いていますが、おいしく炊けます。浸水時間は長いほうがいいので、無洗米は使いません。小豆を入れると、とてもおいしく炊けます。玄米も、おいしいものとそうでないものがあります。私は福井県のピロール米の玄米を食べています。一度、おいしい玄米を自然食レストランで味わっていただくとよいと思います。

食養の世界に入ってとてもよかったことは、料理がとてもおいしく感じることです。素材が無農薬で添加物が少なく、質がとてもいいので、料理の腕に関係なくおいしく食べられます。納豆も、これは本当に納豆ですか？　豆腐も、これは本当に豆腐ですか？　などと思うほど美味です。パンも自然食のものはとてもおいしいです。体も喜んでいる気がします。体調が非常によくなり、翌日は快便です。

日本では自然食を購入する人が少ないので、やや高めですが、おいしくて健康にいいので、健康への投資と考えていただければと思います。

第4章

ポイント②「運動」で目がよくなる

全身の血流をよくするには運動が一番

運動の目的は血流をよくすること

生活改善のなかで、「少食」が大切なことはすでにふれましたが、少食と並んで大切なのが、運動の習慣です。運動の一番の目的は、「全身の血流をよくすること」です。

目は、見る機能を維持するために、多くの酸素と栄養を必要とします。特に網膜は毛細血管が集中しており、血流が悪くなると、まっさきにダメージを受けます。したがって、目の病気を改善するには、血液循環をよくすることが非常に重要なのです。

運動は、激しい運動より軽い運動がお勧めです。例えば、ウォーキング、ストレッチ、柔軟体操、ヨガ、ラジオ体操、水泳、腹筋、鉄棒にぶら下がる、足首を回すなど、なんでもかまいません。

誰でも簡単にできて、全身の血行を促す効果が高い運動はウォーキングです。特に脳や目への血流量が増すこともわかっています。血流がよくなると、目の傷んだ組織の修復や、病気で傷ついた組織の回復を促すことができます。

歩けば眼圧が下がる

近年、運動と目の病気に関する研究が、活発に行われるようになりました。第2章でいくつかの研究を紹介しましたが、ほかにも、2010年に広島大学医学部眼科の木内良明教授が、眼科雑誌に発表した「運動によって眼圧が下がる」という研究があります。

その内容は、「被験者が有酸素運動を3カ月続けると眼圧が下がった。その下がり方は、運動の強度に比例していた。ただし、運動をやめると3週間ほどで眼圧は元のレベルに戻った」というものです。

今後、こうした研究が積み重なっていけば、眼科の医療現場で、運動指導を取り入れる医師が増えるのではないか、と期待しています。

オートファジーの自己修復力が高まる

運動は、血流をよくしたり眼圧を下げたりするだけではなく、オートファジーを活性化させる効果もあります。

体には「使っているものは保持し、使っていないものは捨てる」というしくみが備わっています。

体を動かさないままでいると、骨、筋肉、血液を十分に使わなくなり、体は「必要ないもの」と判断し、これらをエネルギーの供給源として消耗します。すると筋肉がやせる、骨がもろくなる、貧血になるなどの現象が起こります。

これを防ぐのが運動です。

運動をすれば骨、筋肉、血液を、フルに使います。体は、骨、筋肉、血液を必要なものと判断し、これらを維持して、ほかの供給源を探します。

その結果、出血している無駄な血液や、細胞内の異常なたんぱく質、腫瘍などを余計なものとして選び、エネルギー源として消耗するようになります。このしくみがオートファジー（自食）です。

オートファジーは、少食と運動をセットで行うことで、より強力になります。オートファジーが働いて、眼底の出血や白斑などが消えたと思われる患者さんを、私は多数確認しています。その一部が巻頭のカラーページに掲載している眼底写真の症例です。

ウォーキングのコツ

1万3000歩を目標にする

私が特にお勧めしている運動は、ウォーキングです。患者さんには、「目の病気を改善するために、1日の合計で1万3000歩を目標に歩いてください」とお話ししています。

1万3000歩と聞くと、「そんなに歩くのはたいへん」と思うかもしれませんが、ふだん、家の中や買い物、通勤などで歩いている分との合計でよいので、意外と簡単に達成できます。

私の長年の臨床経験では、よく歩いている習慣の患者さんほど病気も改善していいます。8000歩〜1万歩より、1万3000歩ぐらい歩いたほうが断然効果は高いというのが実感です。

現在、日本の成人の平均歩数は、男性6628歩、女性5659歩（厚生労働省の令和5年「国民健康・栄養調査」）となっています。ごく平均的な歩数なら、1万3000歩は、男性で約2倍、女性で2倍強歩くのが目安になります。

ゆっくりペースで歩くと、だいたい30分で3000歩になるので、平均的な歩数なら、余分に1時間程度歩けば1万3000歩を達成できる計算です。

しかし、この歩数はあくまで目標です。無理をせず、ご自分の体調に合わせて歩いてください。

小分けにして歩いてよい

繰り返しますが、1万3000歩は生活のなかでの歩行との合計です。そのプラス分を20〜30分ずつ2〜3回に分けるなど、小分けにして歩いてかまいません。もちろん一度に歩いてもかまいません。ご自分のやりやすいやり方で歩いてください。

歩数を知るには、歩数計またはスマートフォン、スマートウォッチ（腕時計型端末）を利用すると励みになります。

会話できるぐらいのゆったりした歩き

ウォーキングのときは、会話できるくらいの、ゆったりした散歩ペースで歩きましょう。ゆっくり歩くと気持ちよさが味わえ、自律神経のうち、体をリラックスさせる副交感神経を優位にします。副交感神経が優位になると、血管が拡張して血流がよくなり、全身のすみずみまで血液が流れます。

私がウォーキングをお勧めする理由は、体への負担が軽いからです。激しい運動は、自律神経のうちの交感神経を緊張させ、血管は収縮傾向になります。すると、目などの末梢の血行をかえって悪くする恐れがあるのです。

もし激しい運動を行う場合は、ごく短時間にとどめましょう。激しい運動は、活性酸素も発生しやすくなるので、長く続けるとかえって害になることがあります。

「10分1000歩」を目安にするとよい

これまでほとんど運動をしてこなかった人や動くのがおっくうという人は、散歩に出るだけでも大仕事でしょう。そのような方は、いきなり1万3000歩を目標に掲げるのではなく、「10分1000歩」を意識することからはじめてみてはいかがでしょうか。

10分歩くと、だいたい1000歩になります。はじめは1日10分歩き、慣れてきたら10分増やすというように、少しずつ時間を増やしていくのです。

10分歩くとすると、片道5分ですみます。5分たったら折り返し、家に着いたら合計1000歩です。これならできそうですね。

歩き慣れていないと、10分で1000歩に達しない人がいるかもしれませんが、気にすることはありません。途中で疲れたら立ち止まったり、ベンチがあれば座ったりして休みながら行いましょう。無理せず心地よく歩くことで血液循環もよくなります。

運動習慣を身につけるコツは脳をだますこと

新しい運動習慣を身につけるコツは、体をだますことです。体をコントロールしている脳をだますといってもいいでしょう。

脳にとって大きな変化は、ストレスになります。いきなり、「1時間歩く」を日課にしたら、脳はびっくりしてストレスを感じ、憂うつな気分をもたらして、ウォーキングは長続きしません。

しかし、5分、10分とちょっとずつ歩く時間を増やしていくと、脳は小さな変化に気がつかず、ストレスも感じないので、ウォーキングを無理なく習慣にすることができます。

これはウォーキングに限らず、ストレッチや体操にもいえることです。いきなりたくさんのメニューをこなそう、回数を増やそうとすると脳が嫌がります。何日かにひとつ新しいメニューを加え、回数も少しずつ増やすなど、だまし、だまし行うのが運動を長続きさせるコツです。

早朝のウォーキングは避けよう

ウォーキングを行う時間は、特に決まっていませんが、健康面を考えると朝の起きたては避けましょう。朝は自律神経が切り替わる時間帯で、体の状態が非常に不安定になっているからです。

早朝、起きてしばらくは副交感神経から交感神経に切り替わったばかりで、交感神経の働きが鈍く、体も十分に覚醒していません。この状態でウォーキングなどを行うと、急激に血圧が上昇したり、脈拍が増えたりして心臓に負担がかかり、心筋梗塞などのリスクを高めてしまいます。朝、ウォーキングを行う場合は、体の状態が安定する起床後、2時間ぐらいたってからがいいでしょう。

もし体調がなんとなく悪い、だるいと感じるときは無理をせず、ウォーキングを休んでください。

＼コラム／

山口先生の運動の習慣

朝晩の軽い体操と小分けウォーキングが日課

私は朝目覚めたら、すぐに起きないで、ベッドに仰向けに寝たまま、何種類か体操をします。寝た状態のまま体操をやる理由は、心臓への負担が少ないからです。

現在のメニューのひとつは、ベッドに仰向けの状態で、両ひざを立て、頭をほんの少し持ち上げて、おヘソを軽くのぞく腹筋です（107ページ参照）。その後、正座して、西式健康法※のひとつである背腹《はいふく》運動（108ページ参照）をします。

背腹運動は、背骨とおなかをともに動かす体操です。血液循環をよくする効果があります。朝起きて寝床でやると、頭が目覚めて、気分がスッキリします。準備体操だけでも、呼吸や血液循環が改善されるのが実感できます。

先に述べたように、起床時は副交感神経から交感神経に切り替わる時間帯なの

※西式健康法＝1927年、西勝造氏によって創始された健康法。

で、できるだけ体に負担をかけないように、軽い体操をすることにしています。

ウォーキングは、午前中の外来が終わったあとや、昼食後、午後は診療を終えたあとなどに、何回か小分けにして行っています。

これに、自宅や診療中での歩きを加えると、1万3000歩という数字は、そんなにたいへんなことではありません。日によってはそれ以上歩くこともあります。

歩数や心拍数は、スマートウォッチを1日中身につけて計っています。

夜、寝る前にも軽く体操をしています。腕立て伏せ、かかとの上げ下げなどです(次ページ参照)。朝やった軽い腹筋も、寝る前にまた行います。

運動を習慣にすると、体の声を聞いて自分のコンディションを整えやすくなります。高齢になっても意外に筋肉がついてくるので驚いています。

山口先生が実践する簡単体操

ヘソのぞき腹筋

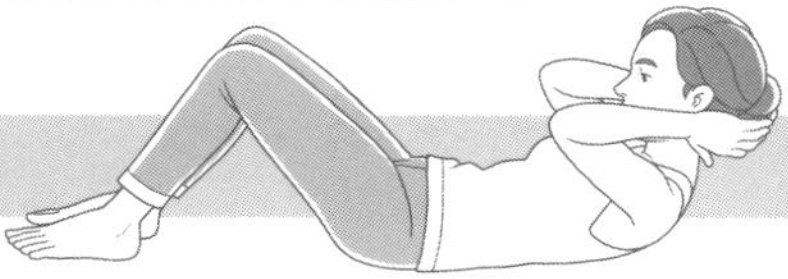

①仰向けに寝て、頭の後ろで両手を組み、両ひざを立てる。
②おヘソが見えるまでゆっくりと頭を起こし、おなかに力を入れた状態で２秒程度静止する。
③ゆっくりと頭を戻す。

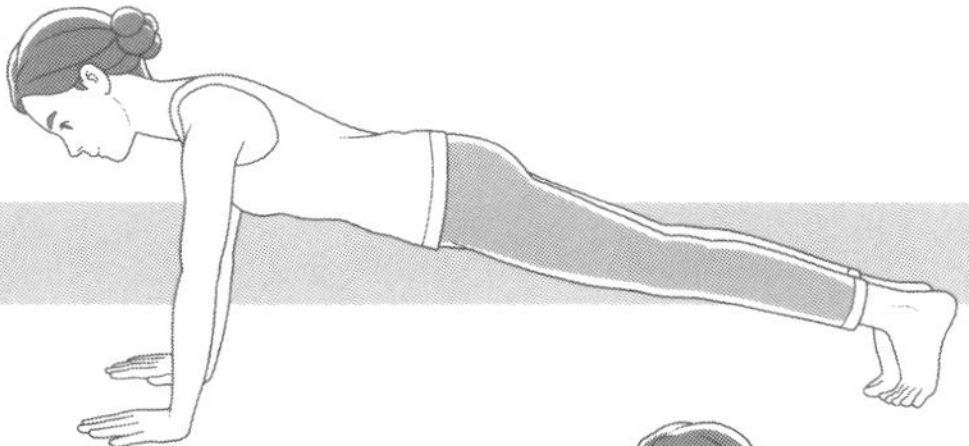

腕立て伏せ

①腕を肩幅に開いて両手を床につき、頭から足まで真っ直ぐの状態をキープする。目線は斜め前。
②ひじが外に開かないように注意して、ゆっくり体を下げていく。
③体を下げきったら①に戻る。

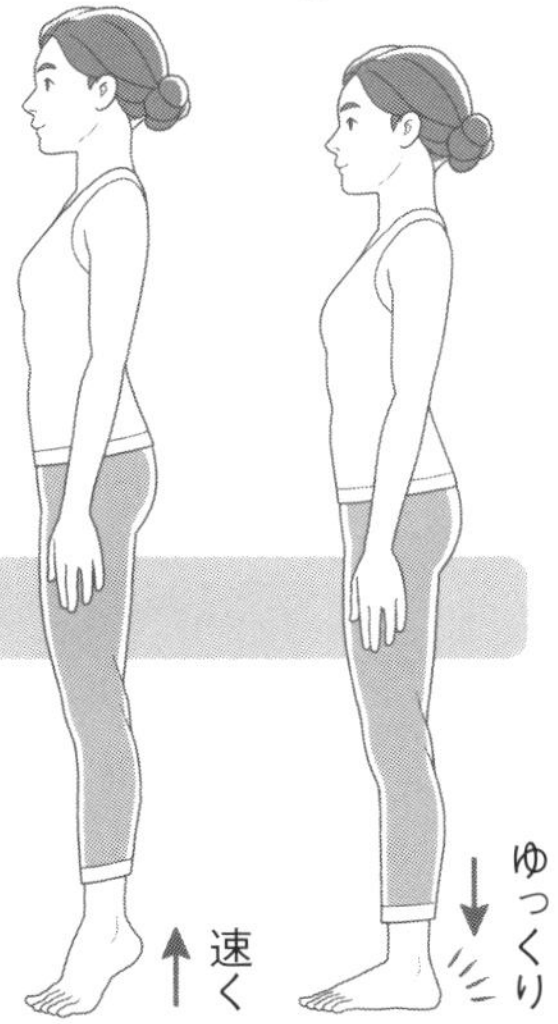

かかとの上げ下げ

①足を肩幅程度に開いて立ち、つま先立ちをする。
②上げるときは速く、下ろすときはゆっくり下ろす。
（何かにつかまってやるとより安全）

血液の循環がよくなる「背腹運動」

【準備体操】

①

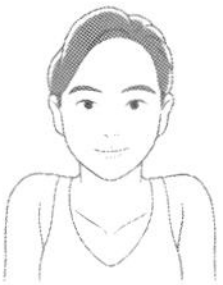

両肩を同時に上下させる（10回）。

②

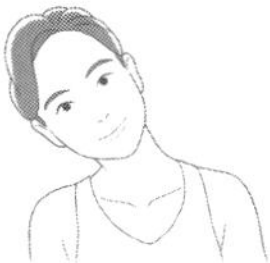

頭を右に曲げる（10回）。
頭を左へ曲げる（10回）。

③

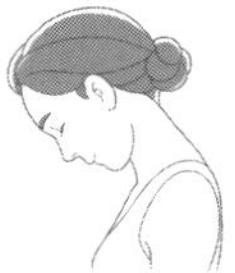

頭を前に曲げる（10回）。
あごを引き付けたまま、頭を後ろへそらす（10回）。

④

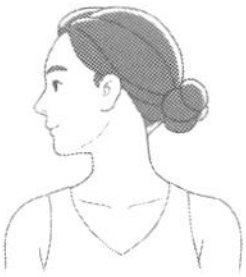

頭を右後ろへ回す（10回）。
頭を左後ろへ回す（10回）。

⑤

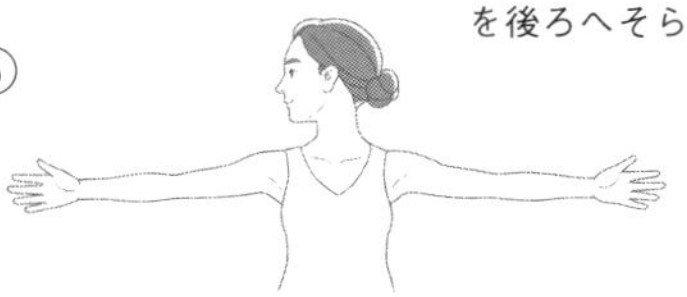

両腕を水平に伸ばし、手のひらを前方に向け、左右の指先を１回ずつ見る。

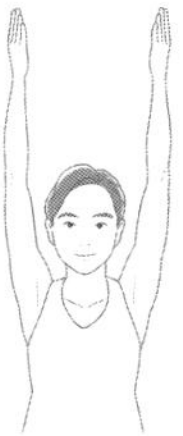

⑥

両腕を上に垂直に上げ、頭を右と左へ１回まわす。

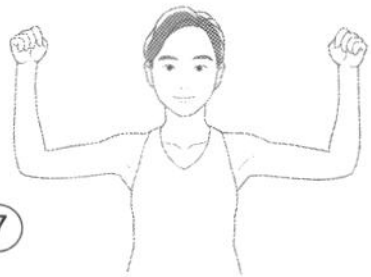

⑦

⑥の姿勢から、手の親指を内にして握り、両腕を肩の高さまで下ろす。

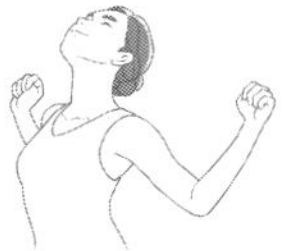

⑧

そのままの姿勢で、両腕を後ろに引きながら、頭を後ろにそらせる。

【本運動】

①

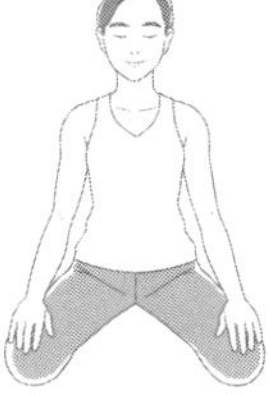

正座をして、両ひざを、握りこぶし５～６個分開く。

②　③

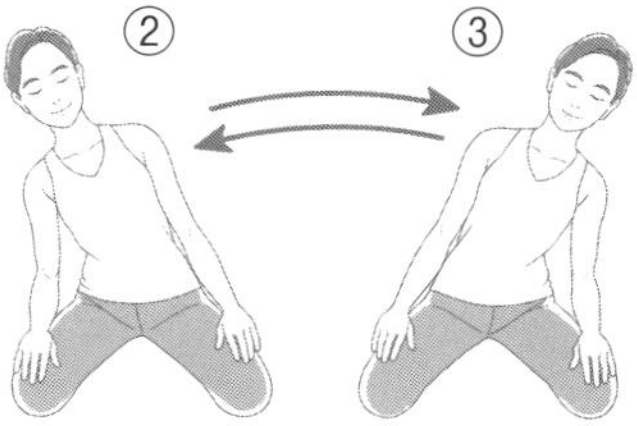

尾てい骨を中心に、頭のてっぺんまでを一直線にし、１本の棒のような意識でメトロノームのように左右に揺らす。

※体を左右に傾けたとき、おなかを押し出すように意識する。
※１往復を１回とし、ゆっくりペースで行う。
※「良くなる、能くなる、善くなる」と念じてやると、いっそう効果が上がる。

第5章

ポイント③「腸の正常化」で目がよくなる

腸内細菌の乱れは目にも悪影響を及ぼす

腸内の悪玉菌が増えると炎症が悪化する

脳と腸の関係は「腸脳相関」として知られており、神経系、免疫系、内分泌系を通じて密接につながっていると考えられています。腸内環境は全身の健康に影響を及ぼすことから、目の健康にも、腸内環境が大きな役割を果たしていると考えられます。

腸と目の病気に関する研究では、腸内細菌のバランスが乱れると、炎症性の疾患が起こりやすくなり、黄斑変性のリスクが高まるという報告があります。特に悪玉菌が増えると炎症が悪化する可能性が指摘されています。

糖尿病の合併症に糖尿病網膜症があります。糖尿病の人は腸内細菌のバランスが乱れやすく、これが血糖値のコントロールや炎症に影響を与え、網膜症の進行を促している可能性があると考えられています。

また、腸内環境が乱れると涙の分泌が低下し、ドライアイの原因になる可能性があり、腸内細菌が作る代謝産物が涙腺の機能に影響を与えることも示唆されています。

このように目と腸は、腸内細菌を介して密接にかかわっています。

目と腸の関係を示す研究

腸内細菌叢と目のかかわりを示す研究はほかにも、次々と発表されています。

＊腸内細菌叢の活性化で、ぶどう膜炎が改善する可能性

自己免疫性ぶどう膜炎という目の病気に、腸内細菌が関係しているという研究報告があります。この病気は、通常はウイルスや菌を攻撃するT細胞（免疫細胞）が、誤って自分の目を攻撃してしまうことにより発症すると考えられています。

九州大学の研究では、「腸内細菌の中間代謝物（腸内細菌が働く過程でできる物質）がT細胞を抑制して、ぶどう膜炎の病態を改善させる可能性がある」と報告されています。

＊黄斑変性と腸内細菌叢の研究

2023年の京都大学の研究では、黄斑変性の患者と健常者の腸内細菌叢を調べた

ところ、両者には、有意に違いがあったとのことです。結論として「黄斑変性が腸関連代謝経路（腸内細菌が食べ物を分解し、体に必要な物質を作るしくみ）の変化と関連するかもしれないことを示した」とあります。

＊近視と腸内細菌叢の研究

２０２４年、イギリスのノッティンガム大学の研究によると、近視患者と近視でない人の腸内細菌叢を調べたところ、腸内細菌叢の組成に違いがあることが示され、「近視の発症と進行に腸内細菌叢が関係する可能性がある」と報告されています。

目と腸の関係がより明らかになるには、今後の研究を待つことになりますが、目の働きにも腸内環境が影響することは確かなようです。

便通をよくして宿便を排出しよう

ヒトが食物を消化吸収する過程で発生する毒素の75％は、便で排出されます。したがって、便秘になると、体内の毒素が排出されず万病の元となります。

食べすぎると、便秘や宿便になります。宿便とは、「胃腸の処理能力を超えて食べすぎた結果、腸内に渋滞する排泄内容物」です。腸に便がたまると腐敗して、有毒ガスが発生します。それが腸の粘膜の血管から吸収され、血液に入って全身に回り、血液を汚します。こうして便秘や宿便は、目や体の生活習慣病を引き起こします。

当院の患者さんで劇的に治る人は、まず便通が非常によくなることが多く、排便の状態※が、生活改善がうまくいっているかどうかの目安になるほどです。

腸を正常化するコツ

では次に、腸を正常化する具体的な方法を説明しましょう。

少食を実践する

食べすぎると、消化しきれなかった食べ物のカスが腸に長くとどまって腐敗し、悪

※患者さんに排便の状態をお尋ねすると、最初はほとんどの方が便秘に悩んでいます。理想の排便は１日３回です

玉菌の増殖や有害物質の発生を促し、血液を汚してしまいます。

腸を正常化するには、この逆を行けばいいのです。すなわち少食を徹底すれば、腸内に悪玉菌のエサとなる食べカスがたまることもなくなります。

また、空腹時間が続くと、モチリンというホルモンが分泌されます。モチリンは、腸のぜん動運動を促す働きがあり、食べたものの排泄がスムーズになり、便の停滞を防ぐことができます。

玄米を食べる

玄米は食物繊維が豊富な食品です。食物繊維は善玉菌のエサになるので、主食を玄米にすることは、腸内環境の正常化に大いに役立ちます。玄米が食べづらいという人は、分づき米や雑穀米にしてもいいでしょう。

善玉菌が好きなタマネギとゴボウを積極的にとる

腸内環境をよくする食べ物として、積極的にとりたいのは野菜や海藻です。特に私がお勧めしたいのは、タマネギとゴボウです。

タマネギとゴボウには、善玉菌の好物であるオリゴ糖と水溶性食物繊維が豊富に含まれています。また、ゴボウには、便のカサを増やす不溶性の食物繊維も豊富ですし、タマネギには血液をサラサラにするケルセチンという成分も豊富に含まれています。

毎日の食卓に積極的にタマネギとゴボウをとりいれましょう。食べる目安は、1日にタマネギなら2分の1個、ゴボウなら3分の1本弱です。

水分を十分にとる

腸から栄養が吸収されるときには、十分な水分が必要になります。水分不足になると腸の働きが低下して、便秘になります。

夏は汗をかくため、特に水分不足に陥りがちです。1時間に1回は水分を補給するように心がけましょう。

高脂肪食をなるべくとらない

肉類は、悪玉菌のエサになり、悪玉菌の増殖を促します。動物性たんぱく質をとるなら、肉ではなく魚介類をお勧めします。

肉類を多くとると、腸内で有害な物質が生じやすくなり、腸の微小炎症が促進されます。魚介類は、炎症を抑える働きがあるので、その点でもお勧めです。

運動をする

運動不足は腹筋を衰えさせ、便を押し出す力を低下させます。また、体を動かさないと腸への刺激が減り、腸のぜん動運動が弱くなって便秘になりやすく、腸内環境の悪化を招きます。第4章を参考に、ウォーキングなどを行うようにすると、腸の動きもよくなり、腸内環境を正常化することができます。

ストレスをコントロールする

ストレスを抱えていると、腸の働きを調整している自律神経が乱れ、腸内環境に悪影響を与えます。ストレスのない人はいません。ストレスにうまく対処するには、第6章を参考にしてください。

第6章

睡眠、心の持ち方、水分摂取の基本

「少食」「運動」「腸の正常化」に加えて、ほかにも大事な生活習慣があります。特に「睡眠」や「心の持ち方」「水分補給」は重要です。

睡眠の基本

私が行っている綜合医学は、農業と似ているところがあります。農業は自然のルールに従って農作物を作っていますが、私の医学・医療も、なるべく自然に沿った生活をお勧めしているからです。早寝をする、穀物や野菜の多い食事をする、体を動かす、お通じをよくするなどです。人間も、自然のルールに従って生きることで健康を保つことができます。逆に、自然から遠ざかるほど、人間は病気に近づきます。

日の出とともに起床し、日中はてきぱきと体を動かし、夕方以降はゆっくり体を休めて、夜間はしっかり睡眠をとるというのが、血管や内臓を調整している自律神経の自然なリズムです。質の良い睡眠を十分にとることで、自律神経の働きが整い、体の修復に役立つホルモンの分泌が促され、目と体の健康も維持できます。

このリズムを無視して、宵っ張り、朝寝坊、睡眠不足など不規則な生活を続けると、自律神経が乱れ内臓の働きも悪くなります。もちろん目にも悪影響が及びます。

質の良い睡眠とは、単に長時間眠ることではなく、脳と体の疲れが取れて活力を取り戻し、スッキリと目覚められる睡眠のことです。質の良い睡眠のとり方を紹介しましょう。

早く寝よう

睡眠はいつとってもいいというわけではありません。病気を治したい人は、早く寝ましょう。夜9時には布団に入るのが理想的です。遅くても11時までには寝ましょう。

私たちの体を構成する37兆個の細胞のうち、一晩で約３７０億～６００億個の細胞が、新しい細胞に生まれ替わると推定されます。特に、腸の細胞や皮膚の細胞は入れ替わりが早く、睡眠中に活発に新陳代謝が行われています。

重要なのは、細胞の新陳代謝が行われているとき、同時に病気も治しているということです。そのゴールデンタイムは、夜の10時から午前2時の間です。この間に老化を防ぐホルモンや体の修復に働くホルモンが分泌されます。少食を実践して空腹状態で眠れば、ホルモンの分泌はいっそう活発になります。このゴールデンタイムを逃さないように、早く寝ることが病気回復のポイントです。

夕食は早めに、軽く

夕食を食べすぎたり、寝る直前に食べたりすると、就寝時間になっても胃腸が働かなければならないので、眠りが妨げられてしまいます。夕食は早めに、軽くとるようにしましょう。

カフェインを減らす

質の良い睡眠をとるためには、眠りを妨げるカフェインの多い飲料（コーヒー、緑茶、紅茶、ドリンク剤など）は控えめにすることが大切です。

カフェインは利尿作用があり、とりすぎると脱水状態になり血液の粘度が高まりま

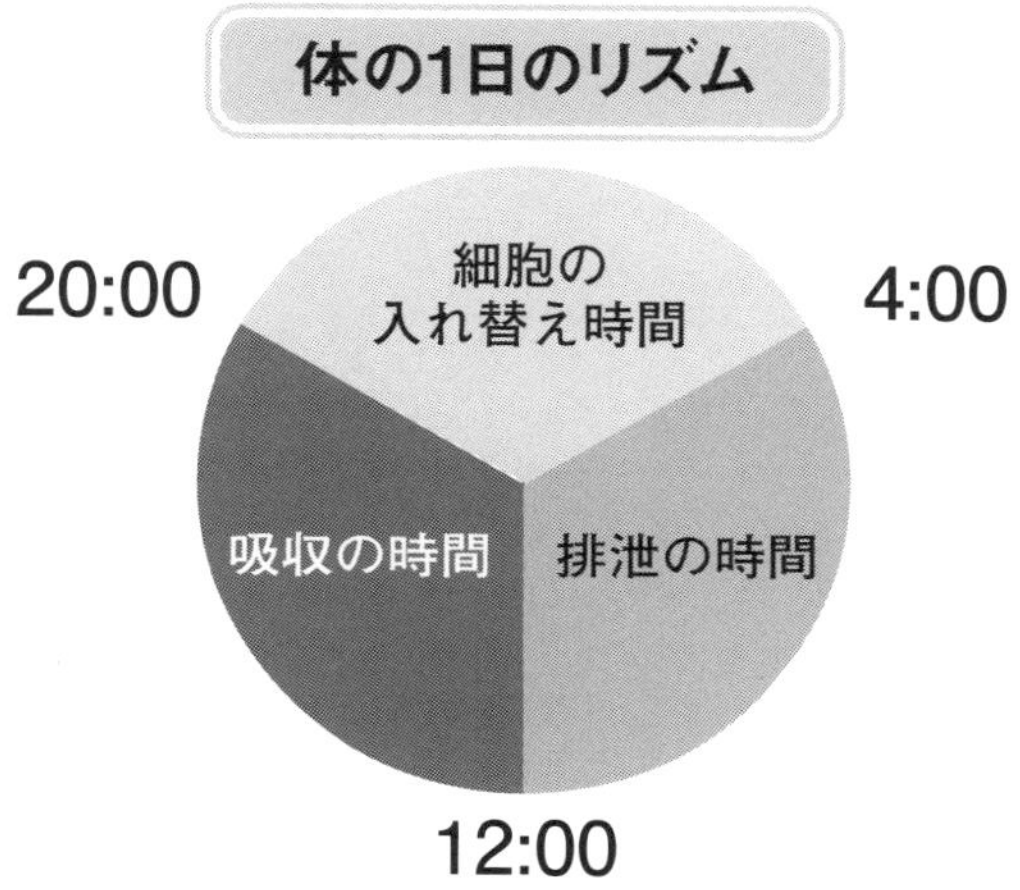

この「体のリズム」が守られることによって、細胞の入れ替わり（新陳代謝）がよくなり、体全体の老化と病気を防いでくれる。

す。そうなると血流が悪くなり、結膜下出血や眼底出血などが起こりやすくなります。

アルコールを減らす

毎晩の晩酌が楽しみという人は多いでしょう。しかし、アルコールは眠りを浅くする作用があり、睡眠の質を悪くする原因になります。同じ時間眠っても、眠りが浅いと睡眠の効果が得られません。

以前は「酒は百薬の長」といわれました。しかし、アルコールと病気の関係についての研究が進み、飲酒が、がん、心臓病、肝臓病、糖尿病、睡眠障害のリスクを高めることが明らかになり現在は

口テープのやり方

①
医療用のテープ（市販のサージカルテープや絆創膏など、かぶれにくいもの）を５㎝程度に切る。

②
①を唇の中央に縦に貼って寝る。

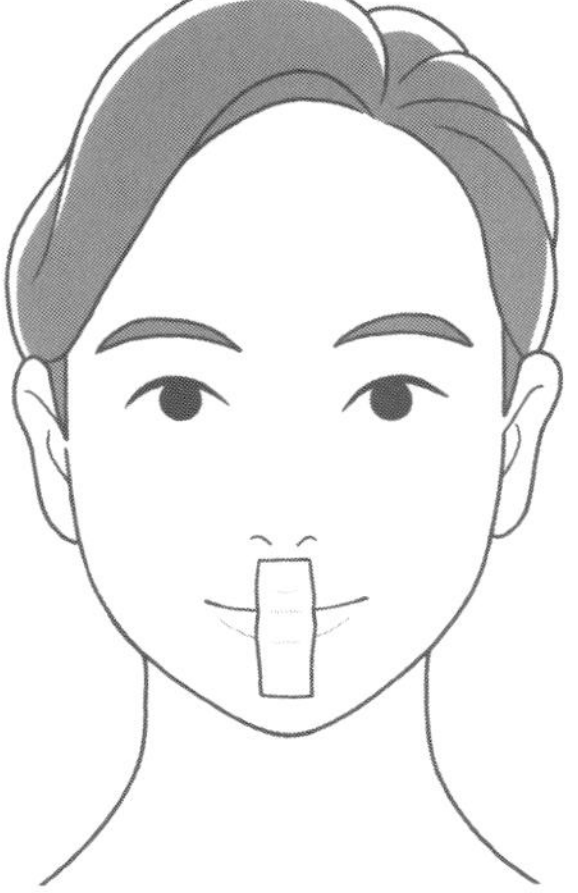

「酒は百害あって一利なし」と考えられています。

質の良い睡眠のためにも、また目の病気を治すためにも、アルコールは飲まないか、誕生日や正月など特別な日だけ飲むと決めてはいかがでしょうか。

口にテープを貼って寝る

睡眠は目の健康にも密接な関係があります。睡眠中に短時間の呼吸停止とイビキを繰り返す「睡眠時無呼吸症候群（SAS）」があると、緑内障になるリスクが高くなることが研究で明らかになりました（70ページ参照）。

SASと診断された人や、家族から

「イビキがひどい」といわれた人、起床時にのどが乾燥して痛い人は、「口テープ」を活用すると改善に役立ちます。

口にテープを貼ると、睡眠時に口が開かなくなり、口呼吸のクセのあった人は鼻呼吸になります。慣れないうちは、寝ている間にはがれる人も多いのですが、続けているうちにはがれなくなり、朝まで鼻呼吸ができるようになります。

口テープで鼻呼吸ができるようになると、睡眠の質が格段によくなり、朝までぐっすり眠れるようになります。

眠る前に目の血液循環マッサージ

手軽で効果的な血行促進法として、次ページの「目の血液循環マッサージ」がお勧めです。1日1~2回行うと、目の周囲の血行がよくなります。いつ行ってもよいのですが、夜、寝る前に行うとリラックスしてよく眠れるので、目の疲れが取れます。

押すときには、目そのものには触れず、周囲の骨のふちに軽くタッチするようにします。眼球自体を、絶対に押してはいけません。簡単でとても心地よいので、ぜひやってみてください。

5秒でできる「目の血液循環マッサージ」

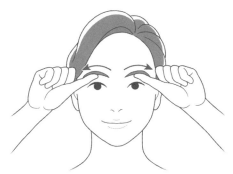

①

目の上にある骨（眼球が収まっている骨のくぼみ）のふちに親指の腹を当てる。軽いタッチで５秒押して、パッと離す。目頭から目尻まで、少しずつ移動しながら繰り返す。

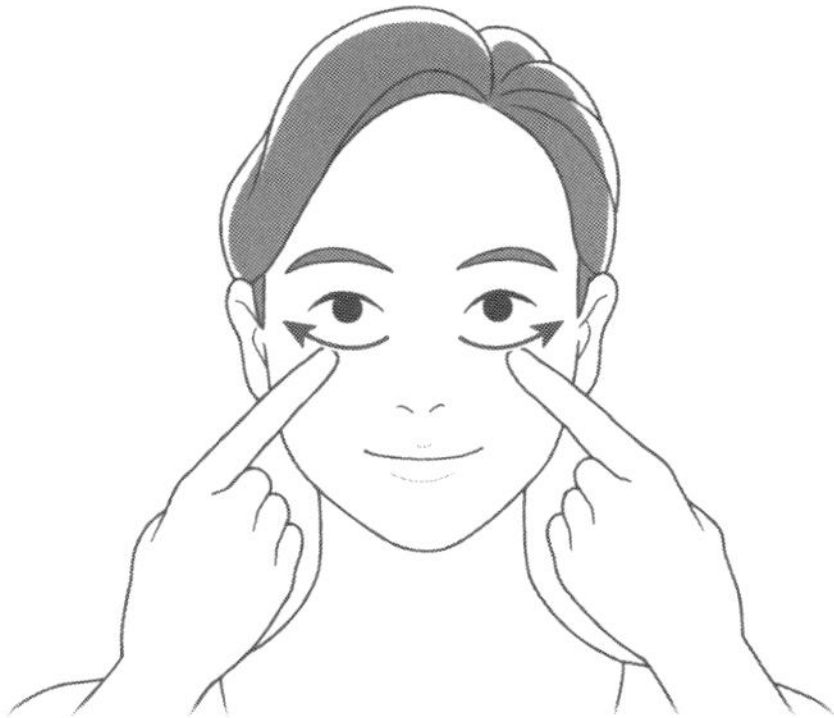

②

目の下側にある骨のふちに、人差し指の腹を当てて、同様に行う。左右の手で、左右の目に同時に行う。１日１～２回行う。特に、寝る前に行うのがお勧め。

\コラム/

山口先生の睡眠の習慣

〝眠主主義〟と口テープ

早く寝ることを心がけていますので、毎日遅くても11時までには寝ます。起きるのは7時頃です。睡眠はとりわけ大切だと考えています。そのため、〝眠主主義〟を唱えています。体調が悪いときは、夕食をとらない、または少なくして早く寝たほうがいいかもしれません。

寝るときには口テープをして寝ます。２０１７年から毎晩、口テープをして寝るようにしたところ、ぐっすり眠ることができて、目覚めも爽快です。口テープをしてから口が乾かなくなりました。また、のどを痛めることもなく、カゼを引きにくくなりました。

現在は床に就くとすぐ眠ることができます。以前は、翌日のことを考えてどうしても眠れず、座禅をしたこともありました。寝る前には、余計な考えごとはしないようにしたいものです。

心の持ち方の基本

ストレスをため込まない工夫

目はストレスの影響をストレートに受けるので、心の持ち方を見直すことも大切です。ストレスは、自律神経のうちの交感神経を緊張させます。交感神経は血管を収縮させる働きがあるため、慢性的なストレスは血流を悪化させます。そうなると目の神経に十分な酸素や栄養が届かなくなり、目が疲れやすくなったり、視力の低下、ものがぼやけて見えるなどの症状が出やすくなったりします。

ストレスで交感神経が緊張すると、涙の分泌を促す副交感神経の働きが低下する影響で、涙の分泌が減り、ドライアイが発症したり、悪化したりします。

また、交感神経が緊張すると、房水の排水が滞って眼圧が上昇し、緑内障のリスクが高まると考えられています。

近年の研究では、ストレスの刺激で分泌されるストレスホルモン（副腎皮質ホルモン）が緑内障の発症・進行に関与している可能性が示唆されています。副腎皮質ホルモンは血管を収縮させて視神経への血流を悪化させるため、眼圧が高くなくても視神経にダメージを与えます。ストレスが、正常眼圧緑内障の発症・進行にかかわっている可能性も考えられるのです。

このように目の健康状態は、ストレスによって大きな影響を受けます。実際、患者さんの経過を見ていると、ストレスが取れない人は、なかなか病状が好転していきません。しかし、ストレスがなくなると、どんどん回復に向かっていきます。

とはいっても、ストレスがなくなることはないので、上手につきあっていくことが大切です。私が患者さんにお話ししているストレス対処法をあげておきましょう。

＊希望と生きがいをもつ

希望と生きがいをもつことは、ストレス対策になります。生きがいといっても大げさなものではなく、好きなこと、楽しめることを探すのです。音楽や歌、俳句、囲碁、ボランティア活動、落語鑑賞など、なんでもかまいません。ストレスで気持ちが沈みそうになったら、その問題から離れて好きなこと、楽しいことに打ち込んでください。

＊常に前向きにプラス思考で

人間関係から生まれるストレス、環境の変化からくるストレスなど、ストレスにもいろいろありますが、自分の受け取り方しだいで、心身への影響が変わってきます。ストレスがあっても、今の自分を変えるチャンス、ストレスが自分を高めると信じて、前向きにとらえましょう。そうすることで目に対しても良い作用がもたらされます。

＊体を動かす

ウォーキングや柔軟体操など体を動かすことは、ストレス解消にたいへん有効です。運動をすると、脳内でストレスを軽減するホルモンや神経伝達物質が分泌され、心が軽くなってネガティブな思考をリセットしやすくなるのです。

室内でストレッチをするのでもいいのですが、できれば屋外で木々の緑を眺めたり、日光を浴びたりしながら体を動かすことをお勧めします。

＊早く寝る

早い時間に寝るようにすると、自律神経とホルモンの働きが整えられ、心のコントロールに役立ちます。心と体はつながっているので、眠ることができて体調がよくなれば、心にも良い変化が起こります。

＊玄米を食べる

玄米は、精神を安定させるγ《ガンマ》-オリザノールやＧＡＢＡ《ギャバ》といった成分が豊富です。よく噛んで食べるとさらに気持ちが落ち着きます。

＼コラム／

山口先生の心の持ち方

幸も不幸も心の持ち方しだい、カンオケリストの作成

人は、心の持ち方で幸福を感じたり不幸を感じたりします。同じ境遇でも、幸せと思う人もいれば、不幸と思う人もいます。心配事の90％は、現実には起こら

ないといわれています。私は取り越し苦労をせず、実際に起こってから考えることにしています。

まあいいか。何とかなるだろう。そういうときもあるだろう。雨の日はいつまでも続かない。夜明けの前がいちばん暗い。この世は理不尽なことばかり。ずっと幸せ、ずっと健康でいられることはない。一病息災、二病息災——それが人生だと思っていれば、何が起きても驚かなくなります。また、怒ることもなくなります。

一日一日を大切にして、「カンオケ（棺桶）リスト」を作り、余命少しと思って、大切な人と自分のしたいことをしていきたいと思っています。

棺桶リストとは、自分の臨終の場面を想像して、そのときにあれをしておけばよかった、あそこへ行っておけばよかったということがないように、人生の目標、死ぬまでにしたいことを書き出したものです。つまり、死ぬまでにしたいことをあらかじめ列記しておいて、その項目を自分のしたい順番にこなしていくのです。カンオケリストは、患者さんにも作ることをお勧めしています。

水分摂取の基本

こまめに飲んでたっぷりとろう

水分が不足すると、血液の粘度が増してドロドロになり、流れにくくなります。全身の血流、ひいては目の血流を良好に保つには、十分な水分をとることが大切です。また、腸内環境を良好に保つためにも、水分をしっかりとりましょう。

効果的な水分補給のポイントは、少しずつこまめに飲むことです。起床時、食事の前後、散歩の前後や途中などに、少しずつ飲みます。

水分補給にお勧めしたいのは、浄水器を通した生水と柿の葉茶です。２つ合わせて、1日に1・5～2リットル飲みましょう。

年間を通して紫外線対策を

目の健康を守るためには、活性酸素の害をできるだけ食い止めることが重要です。とりわけ白内障の予防・改善には、紫外線対策が必須です。

活性酸素の最大の発生源は紫外線です。年間を通して紫外線対策を行いましょう。紫外線が強い朝10時から午後3時頃までは、サングラスや帽子、日傘などで紫外線を避けましょう。

外出して紫外線を浴びた場合は、抗酸化作用に優れたビタミンA、C、E、Bを多く含む緑黄色野菜（ホウレンソウやニンジンなど）を積極的にとりましょう。

スマホとは上手につきあおう

ＩＴ時代といわれる今日、スマートフォン（以下、スマホ）やパソコンなどのデジタル機器は、生活になくてはならないツールになりました。しかし、これらの画面を見る時間が長くなり、目を酷使することでさまざまな弊害が出てきました。ドライアイもそのひとつです。スマホやパソコンの画面を集中して見ているときは、まばたきの回数が減って涙の分泌量も低下し、ドライアイや目のかすみ、充血が起こります。

スマホやパソコンから発せられるブルーライトは、波長が短く、エネルギーの強い光です。この光は目の奥の網膜まで届きます。そのため、長期的に浴び続けると、加齢黄斑変性のリスクが高まると指摘されています。この点については、まだ完全に証明されていませんが、目になんらかのダメージが及ぶ可能性は十分に考えられます。

スマホやパソコンを長時間見る場合は、１時間画面を見たら、１回休むというように目の休息タイムを設けてください。また、モニター画面にブルーライトカットフィルムを貼ったり、ブルーライトカットメガネをかけたりするのもお勧めです。

モニター画面の注視は、覚醒作用があります。安眠するためには、こうしたグッズを使っていても、寝る1時間前は画面を見ないようにしましょう。暗いところでスマホを見るのも避けましょう。

禁煙を。喫煙は黄斑変性のリスクを高める

加齢黄斑変性は男性に多いといわれています。その原因のひとつが、特に男性に多い喫煙です。九州大学の疫学調査では、「喫煙は加齢黄斑変性の危険因子である。特に高齢男性においては喫煙の影響が大きいことが予想される」とあります。

第7章

目の生活習慣病を克服した体験談

白内障で落ちた視力が手術せずに維持できた！運転免許も3回続けて更新でき大感激

S・Tさん　83歳・無職

白内障の手術を受けたくないので、少食などの生活改善を選択

私はもともと近視で、高校生のときからメガネをかけていました。その後、度が合わなくなったり、乱視が加わったり、中高年になると老眼が始まったりして、何度もメガネを作り替えてきました。

2010年に、ものが見えにくくなったように感じたので、近くの眼科に行きました。すると、「白内障が進んでいるようです」と、大学病院を紹介されたのです。

大学病院で診察を受けたところ、やはり白内障が進んでいるという診断が出て、手術を勧められました。しかし、私は、目の手術は受けたくありませんでした。目のような小さい器官で、しかも精密な働きをしているところをいじることに、どうしても抵抗感があったからです。

今すぐ手術をしないと、全く見えなくなるとか、命にかかわるとかいうのであれば、話は別ですが、そのときの私の症状は、ときどき少しものが見づらい程度でした。日常生活には、ほとんど支障がなかったこともあり、手術は断りました。以来、定期的に受診するたびに手術を勧められましたが、断り続けていました。

すると、大学病院の医師から、「それなら来てもしかたないですね。手術を受ける気になったら来てください」とまでいわれてしまいました。

しかし、眼科の診察を全く受けないのも不安で、悶々としていました。

「手術以外の方法はないものか」と探していたときに見つけたのが、回生眼科院長の山口康三先生の本でした。その本には、「できる限り手術はしないで、生活改善によって目をよくしていく」という山口先生の治療方針が述べられていて、私は、自分の求めている医療に巡り合えた気持ちになりました。

そこで、2010年の5月、回生眼科に連絡し、診察を受けに行ったのです。

回生眼科では、生活改善を中心とした治療を行っていて、食事、運動、生活面の指導を受けました。自分の努力で手術が回避できるなら、そんなありがたいことはありません。私は、山口先生の指導に従って、生活を改善することにしました。具体的に行ったのは、以下のようなことです。

1日の食事は、朝食抜きの昼・夕の2食とし、玄米菜食の少食を基本としました。主食は発芽玄米で、昼・夕食合わせて1合になるかならないかというくらいの量を食べます。

おかずは野菜中心で、生野菜、煮物、おひたし、サラダ、漬物などの調理法で、いろいろな色の野菜をとります。ご飯より野菜を多くしています。

野菜以外のおかずは、大豆・大豆製品や魚介類です。特に、大豆は好きでよく食べます。肉類で食べるとしたら鶏肉でしたが、最近は鶏肉もほとんど食べていません。ほかに、ときどきそばを食べますが、山口先生の指導で十割そばに決めています。最初のうちは、もう少し食べたいと感じたときもありましたが、もともと大食だったわけでも、特に肉が好きだったわけでもないので、それほど苦労せず、この食生活に慣れてきました。妻が一生懸命作ってくれますので、おいしく食事をしています。

このほか、日ごろ飲むお茶を、山口先生が勧める柿の葉茶にしました。乾燥させた柿の葉を煮出して飲むのです。ビタミンCを含む、体に良いお茶とのことです。とても軟らかい味わいのお茶で、気に入って飲み続けています。

工夫して楽しく歩いていたら椎間板ヘルニアも完治

運動面では、自転車の使用をやめ、毎日、1万3000歩を目標に歩くようにしました。歩くのは、近くにある大きな公園です。かなり大きな公園なので、歩きまわっていると、すぐに1時間以上たちます。舗装路のほか、自然のままの林もあるので、よく林に入って木の間を歩いています。

地面に凹凸があるので、足元に気をつけて歩かなければなりませんが、それが楽しいのです。ちょっとした山歩き気分やハイキング気分で歩いています。

公園に行かないときは、商店街巡りをすることもあります。そのコースには、なじみの八百屋さんがあって、季節の野菜や珍しい野菜を見たり、買ったり、店の人と話をして野菜の新情報を仕入れたりします。

そんな工夫をして、できるだけ楽しく歩くようにしています。おかげで、散歩は義務感でやるものではなく、快感を味わえるものになってきました。若いときに低山の山旅を楽しんだ時期がありましたが、それに似た快感です。

私の家から最寄り駅までは歩いて数分です。以前は自転車に乗っていましたが、少しでも歩数を増やすために、駅に行くときも歩くことにしました。

時間にすると、1日に合計で1時間半~2時間ほど歩きます。ただ、目標は1万3000歩ですが、1万歩くらいしか歩けないときもあります。

実は、白内障と前後して、私は椎間板ヘルニアを患い、その影響で左足に痛みがありました。改善のために、整形外科の先生からも「よく歩くように」といわれており、白内障と椎間板ヘルニア両方の改善を目的に歩いていました。

最初は、左足の痛みのため、歩くときは杖をつかないと歩けませんでした。それが、歩き始めて30分ほどたつと、体が慣れるのか、杖なしで歩けるようになりました。

こうして歩くことを続けたところ、2年ほどで、椎間板ヘルニアがすっかりよくなり、腰も足も痛まなくなって、最初から杖なしで歩けるようになりました。

睡眠は、眠りの質が重要だと思います。長さもそれなりに確保したほうがいいだろうと考え、原則として午後10時から午前8時までの10時間ほど寝ています。

治療としては、漢方薬もずっと飲んでいます。体の状況に応じて、漢方処方を替えながら、この約10年、山口先生に出してもらっています。

回生眼科では、毎回、自律神経の状態も検査します。この検査では、たいていの場合、私は「ストレスが多いですね」といわれます。実は、親族間のトラブルに巻き込まれ、対応に追われ続けているので、そのストレスが現れているのだと思います。これは相手があることなので簡単には解消できないでしょうが、せめて自分の努力で変えられる生活習慣は改善したいと思い、実践してきました。

なお、回生眼科には、最初の半年は毎月、それ以後は3カ月に1回通っています。受診時には、食事や歩いた歩数、体重、排便、血圧などの記録を持参し、アドバイスをいただきました。

進むはずの白内障が10年たっても同じ状況

以上のような生活改善と治療を続けると、まず、排便の状態がよくなってきました。前は便秘ぎみでしたが、1日2回、スムーズに気持ちよく出るようになったのです。

このような変化を感じつつ、半年間続けたところ、回生眼科の初診時、2010年5月に0・4(矯正視力、以下同)だった右目の視力は、半年後の11月には0・5〜0・6に、同じく0・7だった左目の視力は4カ月後の9月には0・9〜1・0に上がり、以後、安定した状態が続きました。

白内障は、年齢とともに水晶体が濁る病気です。通常、診断されたあとに元に戻ることは考えにくいと思います。しかし、そういう信じられないような回復が、実際に起こったのです。自覚的にも、ものが見えやすくなりました。

数年間、その視力を保ったのち、右目の視力は2015年ごろからゆっくりと下がって、2018年には0・3~0・4に、左目の視力は2013年ごろからゆっくり下がって、2018年には0・5~0・6になりました。

生活改善で悪化を食い止めていても、加齢による変化が上回ったのでしょう。歩数が1万歩程度の日があったことや、ストレスの影響もあるのではないかと思います。とはいえ、10年たって、視力はもともとの数値とほぼ同じです。手術をしなければ、必ず進むはずの白内障が、10年たっても同じ状況というのは奇跡的です。しかも、軽い目のかすみやまぶしさを感じやすいなどの症状があるものの、日常生活にはそれほどの不都合はなく過ごせています。

ちなみに、まぶしさを防ぐためと、紫外線から目を保護するために、散歩のときや車の運転時はサングラスをかけています。度付きレンズの上にサングラスが重なっており、状況に応じてサッと上に上げられるので、これはとても便利です。

夜の外出時は、このサングラスをかけて、45度だけ上げておきます（段階的に好きな角度で止められるようになっています）。すると、前から来る車のヘッドライトのまぶしさを防ぎつつ、足元はよく見えるので危なくありません。

白内障の手術はこのまま受けないと決めている

白内障が悪化していないこと自体もうれしいのですが、さらに喜ばしい驚きが、この10年に3回ありました。それは、運転免許が更新できたことです。高齢者の免許の更新は3年ごとです。両目の視力で0・7なければ、免許は更新できません。

白内障と診断されてから3年後の更新は、視力が上がっていた時期であり、なんなくクリアできました。2016年は、心配だったので山口先生に相談したところ、「メガネだけでなく、コンタクトレンズも併用すると、矯正視力が出やすい」とのことでした。

私は、コンタクトレンズの使用は初めてで不安もありましたが、思い切って使ってみると、メガネとの併用で視力が出て、免許が更新できました。さらに、2019年も、同じくメガネとコンタクトレンズの併用で、無事に更新できたのです。

これも山口先生のおかげと、深く感謝しています。西洋医学と漢方医学の両方に精通する稀有な医師である山口先生と出会えて、本当に幸運だったと思っています。83歳まで、この視力を保ってきたので、自分としては今後も、このまま白内障の手術はしないと決めています。今の生活を続けていけば、この先もそれほど悪化はしないだろうと確信しています。

山口康三先生のコメント

白内障は、「最初のうちは進行を遅らせるための点眼薬を使い、ある程度進んだところで手術する」というのが標準治療です。近年は技術が進歩し、日帰り手術が可能になったこともあり、早めに手術を勧められる傾向があるようです。

しかし、患者さんのなかには、Sさんのように、「目の手術はどうしても抵抗がある。受けたくない」という方もおられます。当院には、そういう患者さんが多く来院されます。

一般に白内障は、手術をしない限り、進行を食い止めることや、進んだものを回復させることはできないとされています。しかし、実際にはそうではなく、本書でここまでにも述べてきたとおり、少食や歩くことをはじめとする生活改善によって、進行の阻止、あるいは病状の改善が可能です。

Sさんのケースは、それを証明する好例といえるでしょう。

Sさんの白内障は、水晶体の中心部にある核の部分から濁りはじめる「核白内障」です。このタイプは、白内障とともに急速に近視が進みやすいのが特徴です。にもかかわらず、Sさんが熱心に生活改善に取り組まれた結果、視力は見事に上がりました。この事実が、生活改善で白内障が回復させられることを示しています。

さらによかったのが、Sさんがコンタクトレンズにも挑戦されたことです。免許の更新にあたって、Sさんから相談されたので、メガネとコンタクトレンズの併用を勧めてみたのです。核白内障で進んだ近視を矯正するには、メガネよりコンタクトレンズのほうが効果的です。

さらに、Sさんは乱視もあり、こちらの矯正にはメガネが効果的なので、「あわせ技」を提案しました。

特に高齢になると、「コンタクトレンズは無理」と最初から拒否される方も多いのですが、Sさんは「なんでもやってみます」と前向きでした。生活改善による視力回復とともに、その姿勢も功を奏し、免許の更新を3回もクリアできました。

手記にあるように、開閉式のサングラスを工夫して使っているのもよいことです。白内障があると、光がまぶしく感じやすくなります。しかも、日光が目に入ることは、白内障の進行を促すので、両方の意味でサングラスの使用はお勧めです。白内障の方は参考にされるとよいでしょう。

正常眼圧緑内障の私が手術を15年断り続けても進行せず、全身が元気になって病気知らず

K・Kさん 80歳・無職

1日に連続1万歩が目標。記録が励みになって続けられた

「緑内障の疑いがあるので、病院を紹介します」

2004年の9月、ちょっとした目の不調を感じて近所の眼科に行くと、そういわれました。紹介された総合病院で検査を受けた結果、緑内障と診断されたのです。

その前から、眼圧が20㎜Hgほどあるとはいわれていました（正常眼圧は10〜21㎜Hg）。しかし、その頃の私は、緑内障がどんな病気なのかも、眼圧と緑内障の関係も知らず、特に心配はしていませんでした。

総合病院で、最初に受けた眼圧検査では14㎜Hgでしたが、それでも、「高い」といわれました。眼圧が正常の範囲内でも、緑内障になる例は少なくないそうです。私の場合も、今より眼圧を上げないこと、下げることが大切だといわれました。

眼圧を下げる目薬を処方され、指示どおりに毎日さしました。1～2カ月に一度くらいの割合で総合病院に通いながら、その目薬をさし続けましたが、眼圧はなかなか下がりません。

そこで、緑内障について勉強しようと思い、書店で山口先生の本を見つけ、興味を抱いて購入し熟読したのです。

その本で緑内障について基礎知識を学ぶとともに、生活改善によって進行を抑えたり、改善したりすることも可能なのだと知りました。もっと詳しく知りたくなった私は、回生眼科に連絡し、2005年の4月に受診しました。

山口先生からは、漢方薬の処方と、さまざまな生活指導をしていただきました。

実は私は、山口先生のところに行く1～2年前から、健康管理のために、体重、体脂肪、体温、排便回数などを記録していました。現役時代は、ずっと設計の仕事をしていて忙しかったのですが、リタイア後は時間ができたので、ウォーキングをはじめました。それで、歩数計を装着し、歩数と距離、消費カロリーも記録していたのです。

このことが、山口先生の指導にも合っていたわけです。

山口先生の指導では、「1日に1万3000歩が目標。でも、これはまとめて歩く

K・Kさんの歩数グラフ（2019年6月）

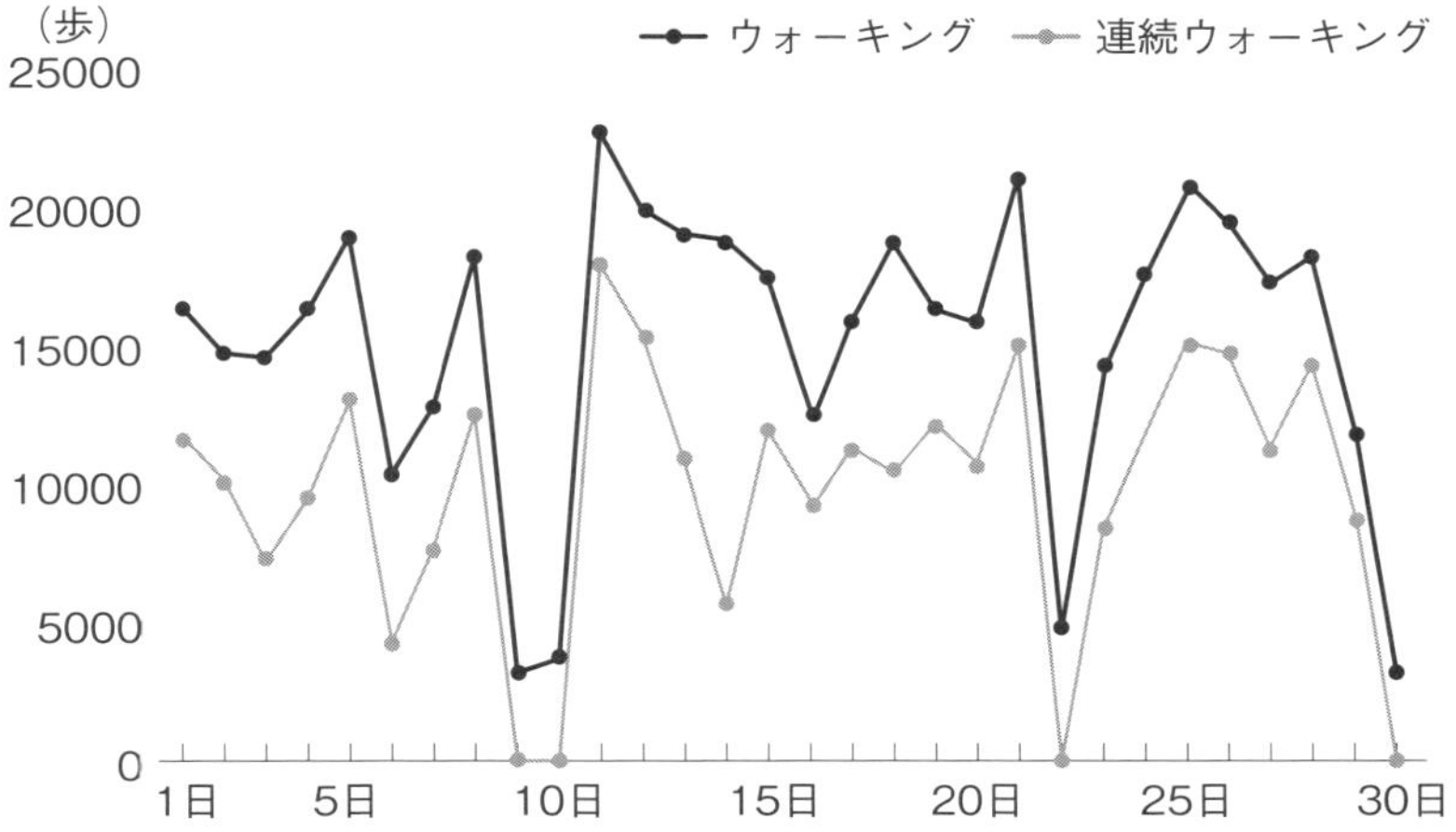

必要はなく、細切れに歩いてもいいし、家の中で歩くぶんも加えてかまわない」とのことでした。ですから、連続にこだわらなくていいのですが、私の基本的な目標は、連続の歩数、つまり歩く足を止めない状態で１万歩です。

私の持っている歩数計は連続の歩数が出るので、それを１万歩にしようと決めました。連続の歩数としてカウントされるように、信号待ちのときも足を止めずに足踏みします。連続の歩数でこのくらい歩くと、合計の歩数は自然に１万３０００歩を超えます。

もっとも、連続ではほとんど歩けない日もあるので、あくまでも目標は月の平均で1万歩としました。

例えば、2019年6月の数値から拾ってみると、連続で9千300歩だと、合計では1万6200歩です。連続で1万7900歩、合計では2万2700歩という日もあります。連続の歩数がゼロ、つまり10分未満しか連続して歩いていない日もあり、そういうときは合計が3000歩台にとどまっています。

こういう記録をつけはじめたのは、私はつけないと続かないからです。人間誰しも毎日、これだけ歩くのはたいへんです。私もつらく感じることがあります。しかし、記録していくと、数字が増えればうれしいし、連続歩数がゼロの日が続けば「歩かなければ」という気になります。それが続ける原動力になるのです。

設計の仕事をしていたせいか、幸いこういう数字を記録するのは好きなほうなので、そのおかげでウォーキングも15年以上続けることができています。歩数計は、長く使っているうちに壊れては買い替えて、すでに4台目です。

歩くのは家の近くで、その日によってコースを変えて歩いています。用事があるときには、1回ですませないで、例えば、「買い物は今日、銀行は明日」というように、わざと別の日に行くようにしています。我が家の近辺はアップダウンのある道も多いので、運動量としては十分ではないかと思っています。

生活管理を続けたら視野は維持できて視力はアップ

食事の記録も始めました。基本的に朝食は抜くようにして、昼食と夕食の主食だけ記録しています。おおむね昼はパン、夕食は玄米ご飯が主体で、玄米ご飯は軽く1膳食べます。ここ何年かは、同居している娘の方針で、食事の最初におひたしやサラダといった野菜料理を食べるようにしています。

朝食は、それ以前はとっていましたが、抜いても特に困ることはありませんでした。抜いても、それほどおなかはすきませんでした。

回生眼科には、最初の3カ月は毎月、以後は3カ月に1回くらいのペースで行っています。並行して総合病院にも通院しています。

そして、両方で測る眼圧の検査値をずっと記録しています。回生眼科では、接触型（直接型）と呼ばれる機械と、非接触型（エアー）と呼ばれる機械で検査するので、全部で3種類の検査値になります。

これらを記録して、つくづくよかったと思うことがあります。それは、調べる場所や機械、検査をする人によって、同じ時期の眼圧でも、かなり差があるとわかったことです。

数字を並べてみると、総合病院で17〜18㎜Hgという比較的高い数値が出た前後でも、回生眼科で測った数値はそれほど高くありません。あてにならないとまではいいませんが、記録してみて、検査値とはそういうものだとわかりました。

2006年の6月に、総合病院で「眼圧が高いので手術しましょう」といわれました。緑内障自体を治す手術はなく、眼圧を下げる手術とのことでした。

山口先生に相談したところ、「1回の手術ですむならいいが、そうとは限らない。たいていは、何度か繰り返すことになるし、緑内障は手術で治る保証はない病気」といった説明をしてくださいました。私は、それを聞いて自分なりに考え、手術は受けないことにしました。数値を記録していることで、下がってはいないけれど、それほど高くなってもいないと、自分で確信できたことが大きいと思います。

自分で片目ずつ見ると、確かに視野は欠けています。左目の視野は内側（右目より）の下寄りが斜めに切り取ったように欠けており、右目の視野は内側（左目寄り）の上寄りに三日月のような視野欠損があります。

しかし、自分の感覚では、これははじめに緑内障と診断された2004年の9月から、ほとんど変わっていないように思います。

もともと視力そのものは、昔からいいほうで、1・0か1・2程度でした。そのうちに老眼が出てきて老眼鏡を作り、さらに遠くが見えづらくなって遠近両用のメガネを作りました。徐々に視力が落ちて、そのたびにメガネを作り替え、最新のメガネは3つめです。

ところが、山口先生の指導による生活改善を続けていたところ、視力が回復したのか、新しいメガネでは見づらく、昔の1つめがちょうど合うので、それを使っています。使い心地は快適です。

最近の視力検査では、裸眼で、総合病院では両目とも1・2、回生眼科では同じく1・0となっています。一時は0・9でしたから、視力が回復したのだと思います。

カゼを引かなくなり、検査値はすべて問題なし

総合病院では、その後も、何度か手術を勧められてはお断りしています。そのため、医師から「それだともう来なくてもいっしょですね」といわれたこともあります。

西洋医学での緑内障の治療法は、眼圧を下げる目薬と手術しかないらしく、私の場合は、すでに最も強い目薬を使っているので、あとは手術しかないそうです。

総合病院の医師としては、自分の西洋医学の知識と方針に基づき、「こうしたほうがいいですよ」といってくださっているのに、患者の私が聞かないのですから、「来なくてもいっしょ」といわれるのも当然だと思います。

しかし、私としても、手術はしないと決めてここまできましたし、自分の感覚ではそれほど進んだ感じもしないので、今後も手術は受けないつもりです。

緑内障と診断されたのが65歳のときで、緑内障がどんな病気かを知ってからは、失明ということがいちばん心配でした。自分の視力がどのくらい保つか、山口先生に伺ってみたことがあります。

すると、山口先生は「80歳までは大丈夫でしょう」とおっしゃいました。もちろん「今の生活管理を続けていけば……」という意味でしょう。

現在は、その80歳になり、日本人の平均寿命にも近づいてきました。山口先生の生活指導のおかげで、緑内障が極端に悪化することなく、ここまでくることができました。あとは視力も命も、なくなったならそれはそれでいいという心境です。

そういう諦観をもちつつも、体はたいへん元気です。少食とウォーキングのおかげだと思います。最近はカゼも全く引きません。

回生眼科では、数年間は漢方薬を出していただき、ずっと飲んでいました。その後はなくなり、検査と生活習慣のチェックのために通院しています。生活習慣を記録した用紙を、山口先生に見ていただいており、それが続ける励みにもなっています。

80歳になって、今のように元気な体でいられるのは、ひとえに山口先生の指導の賜だと感謝しています。先生によると、「目は全身の健康状態を映す鏡」でもあるといいます。それでいうと、今の私はとても体調がいいので、目もいい状態かもしれません。

今、緑内障で悩んでいる方には、「1つの医療機関だけでなく、複数にかかって検査値を複合的に知ること」をぜひお勧めします。また、「もし生活管理による改善に取り組むのなら、自分でやる気になって続けるしかない」ということをお伝えしたいと思います。

私もいつまでできるかわかりませんが、歩くことは、続けられる限りやっていくつもりです。

山口康三先生のコメント

Ｋさんは、緑内障の病状管理に役立てるため、眼圧や生活習慣に関することを長年にわたり記録されています。そのまじめさ・几帳面さには、本当に敬服しています。Ｋさんが記録されている体重や体温、各種の生活習慣の表は、以前は、参考となるものを当院でお渡ししていました。それをもとに、Ｋさんはご自分でアレンジされ、パソコンで表を作って活用されています。

もっとも、こうした記録がストレスになるタイプの人もいます（そのため、私も最近は表を渡さなくなりました）。ストレスになるとかえってよくないので、ご自分が無理なくできる範囲で行えばよいでしょう。

Ｋさんの場合は、ストレスになるどころか、それが励みになって続けるモチベーションが高まるとのことですから、いろいろな意味で記録をうまく活用されているといえます。

注目したいのは、私が渡した表にはなかった「連続ウォーキング」という欄を追加されていることです。

私が指導しているウォーキングの目標は「1日1万3000歩」ですが、「細切れでもいいので、合計でこのくらいの歩数を目指してください」とお話ししています。

Kさんはご自分で工夫され、連続で一万歩を目標とし、合計で1万3000歩を上回っています。連続の歩数を伸ばすことにやりがいをもって取り組んでいるのが、とてもよいと思います。

このように、自分なりに工夫して続けていく方は、目の病気も治りやすいのです。受け身でなく、自ら治す気持ちになることが大切です。こうしたKさんの姿勢により、眼圧が悪化することなく、長年、維持できています。

眼圧の記録にも、大きな意味があります。Kさんの手記にあるように、眼圧は、測る機械の種類はもちろん、患者さんのちょっとした状況の変化や検査者の操作のしかたなどによって変わってきます。ですから、ある医療機関での検査値を唯一無二のものと思い込む必要はありませんし、短期間の変化に一喜一憂するのも得策ではありません。かといって、推移をみていくことは大事ですから、Kさんのように全体的な変化を見渡せる表を作るのは良い方法です。

Kさんの眼圧の表を見ると、短期に上がっているところはあっても、長いスパンでは、維持か、むしろ下がる傾向にあることがわかります。特に、当院での検査値で、その傾向が強くみられます（当院では、厳密に測れる接触型と、エアーと呼ばれる非接触型の両方で眼圧を測っています）。

これには、患者さんの緊張の差や、当院に来るまでに歩くことが影響しているとも考えられます。それほど眼圧は、血圧と同じで微妙なものです。だからこそ、ある程度長い目で見る必要があります。

眼圧を下げる手術は、手記にもあるとおり、受けても緑内障そのものが改善できるとは限りません。また、多くの場合、繰り返し受けることになってしまうので、よほど急激な悪化でない限り、受けないことを私は推奨しています。

Kさんもその方針を貫き、結果的に眼圧は変わらないか、低下傾向にあるので、よかったと思います。視野も、ご本人の自覚されているとおり、15年にわたっても当初とほとんど変わらずに保たれています。

Kさんが60代のとき、「いつまでもつでしょうか」と聞かれて、「少なくとも80歳までは大丈夫でしょう」とお答えしました。80歳になられた今、「100歳まで大丈夫」と自信をもってお答えできます。Kさんご自身の、生活管理と努力の賜です。

全身の若さと健康維持のためにも、今後ともぜひ続けていただきたいと思います。

糖尿病網膜症で一時は見えなくなった目が大回復！血糖値も正常化しインスリン注射を中止

F・Tさん　60歳・自営業

突然、左目がグレー一色になって眼科に駆け込んだ

「なんだ？　目がおかしい……」

2012年の6月頃、出かける用事があったので車に乗って前を見ると、見え方がおかしいのに気づきました。とっさに、右目だけ、左目だけで見てみると、左目の視界がグレー一色で、ほぼ見えていません。慌てて近くの眼科に駆け込みました。

すると、「網膜症で眼底が切れている」といわれ、大学病院を紹介されました。翌日、その大学病院に行ったのですが、その頃になると、左目の視力は少し回復してきました。グレーが和らいで、徐々にものが見えはじめたのです。それでも、まだかすみがかかったようにぼやけていました。

大学病院では、「糖尿病網膜症」と診断されました。症状がひどかったらしく、医

師から「ここまでなるには20年ぐらいはかかります。なぜもっと早く来なかったのですか」といわれました。

もともとは、十数年前、会社の健康診断で糖尿病が見つかり薬を飲んでいました。血糖値は、高いときには250〜300㎎／dℓ（空腹時の基準値は109㎎／dℓ以下）ほどありましたが、「薬を飲んでいるから大丈夫だろう」と思い、その後の数値はあまり気にしていませんでした。

また、健診で「糖尿病があるから定期的に目も調べてください」ともいわれていたので、10年前からは職場に近い眼科で、年に1回診てもらっていました。眼科では、ずっと「問題ない」といわれていたので、まさかそんなに目が悪化しているとは思ってもみませんでした。ですから、大学病院の医師の言葉に、「そういわれてもなあ」と思うばかりでした。

大学病院では、「ここまできたら飲み薬では間に合わない」といわれ、それ以後、インスリン注射を打つことになったのです。

目のほうは、「すぐレーザー治療が必要」といわれ、入院して治療を受けることになりました。

レーザー治療は、網膜（眼底）の出血やその影響を取り除いたり、それ以上の出血や異常を防いだりする目的で行うもので、目的に応じて数多く照射しなければならないそうです。「とりあえず止血のために、いちばんひどいところだけでも」といわれ、まずは150発のレーザー治療を受けました。

治療のためには、「さらに2000発は必要」とのことでした。この2000発は、右目にもやる必要があるといわれました。もともと、両目とも1・2前後だった視力が、左目は0・1で、右目もいつの間にか0・7まで下がっていました。

しかし、レーザー治療は、「あくまでも失明を防ぐ目的で、受けてもそれほど視力は上がらない」といいます。レーザー治療を受けても、せいぜい左目が0・2に上がる程度で、奇跡的に上がっても0・5くらいまでというお話でした。

そんな説明を受けたあと、入院したままレーザー治療を待っていたのですが、私のなかで、「このままレーザー治療を受けていいのだろうか」という疑問がだんだんふくらんできました。レーザー治療は失明の阻止が目的で、病気を回復させる効果はないとわかったので、もしかすると、ほかに病気を回復させる方法があるのではないかと考えたのです。

姉ともそんな話をしていたところ、姉が山口康三先生の回生眼科を見つけてきてくれました。回生眼科では、目の病気は生活習慣病ととらえて、生活習慣を改善することで目の病気を回復させる方針だといいます。私は、レーザー治療を受けるより、まずその方法を試したいと思いました。

自分なりの考えですが、レーザー治療を受けると、失明の阻止に役立つ一方で、組織を焼くわけですから、やはり網膜を傷めるのではないかと思ったのです。

大学病院で、「レーザー治療をやめてほかの治療を受けたい」と希望を告げると、「失明しても知りませんよ」といわれました。しかし、レーザー治療を受け続けるのも怖いと思っていたので、回生眼科に行くことに決め、半ば強引に大学病院を退院しました。

大学病院の医師も、決して突き放してそういったわけではなく、心配して「失明しそうになったら、また、うちに来てもいいけど、そのときはレーザーになるよ」といってくださいました。その言葉に感謝して、「また何かあったらお願いします」と申し上げました。

野菜中心の夕食で肥満が解消し、視力が大幅にアップ

回生眼科を訪れると、山口先生は、「まだ間に合います。レーザーをやらなくても回復できます」とおっしゃいます。本当に回復するのか、半信半疑のような気持ちもありましたが、「とにかく、やるだけやってみよう」と思いました。

山口先生の指導に従って、自分なりにどんな方法ならできるかを考え、次のように行うことにしました。

食べ物は、朝は玄米ジュース、昼はそばかうどん、夜は野菜中心の食事です。

玄米ジュースは、発芽玄米と水をミキサーにかけて作り、大きめのコップ1杯分を飲みます。昼は外食で、そばかうどんを食べます。夜は、ご飯は食べずに、コマツナやホウレンソウで作ったおひたしやサラダなどの野菜料理を中心にした食事にしました。

もともとご飯も肉料理も好きでたっぷり食べていましたから、最初はおなかがすいてたまらず、慣れるまで時間がかかりました。しかし、失明するよりはいいと思い、我慢して続けているうちに、だんだん慣れてきました。

タバコと酒は、この生活をはじめた時点でやめました。

このような少食療法を実践するとともに、1日1万3000歩を目標に歩きました。私は分けて歩くのはめんどうなので、1万2000歩はまとめて歩き、1000歩はふだんの生活の中で歩いているので、その分を足すと1万3000歩になります。

晴れた日は、だいたい午前中、近くの大きい公園で歩くようにしました。家からその公園に行き、1週半して帰ってくると、だいたい1万2000歩になります。雨の日は、近くのショッピングモールの中を、同じくらいの歩数、歩くようにしました。

山口先生の指導に従って、このような生活を続けていたところ、1年もたたないうちに血糖値が下がってきて、インスリン注射をやめることができました。やめても空腹時血糖値は、100㎎／dℓ前後の基準値を保っています。

視力もしだいに上がり、いちばんよいときは、左目が0・6、右目が1・2になりました。レーザー治療を受けても、せいぜい左目が0・2に上がる程度といわれた視力が、生活改善で見事に回復したのです。半信半疑の気持ちもあっただけに、うれしい驚きでした。

体重も減りました。私の身長は168㎝ですが、以前は体重が80㎏あり、肥満体でした。それが標準体重の62kgになったのです。

白斑だらけだった眼底がきれいになった

回生眼科には、最初は毎月、半年後からは2カ月に1回、通っています。眼底の検査画像は、最初は変性を示す白斑だらけでした。その白斑がしだいになくなり、きれいになりました（5ページのカラー写真参照）。

こうして、網膜症は順調に治っていき、2年間ほどは安心していたのですが、2014年に、また困ったことが起こりました。回生眼科で受診したところ、左目に網膜剝離の疑いがあるので、大学病院に行ったほうがいいといわれたのです。回復したとはいえ、一時は網膜症が進んでいたので、その影響からなったようです。

大学病院に行ったところ、「レーザーを2000発照射しないと、手術はできない」といわれました。網膜剝離となると、手術をしないわけにはいきません。そんなわけで、以前に拒否したレーザー治療を、けっきょくは受けることになりました。

手術は無事に終わり、網膜剝離の危機を脱してホッとしました。その後は、目の重大な病気は起こらずにすんでいます。

糖尿病網膜症の眼底がきれいになった

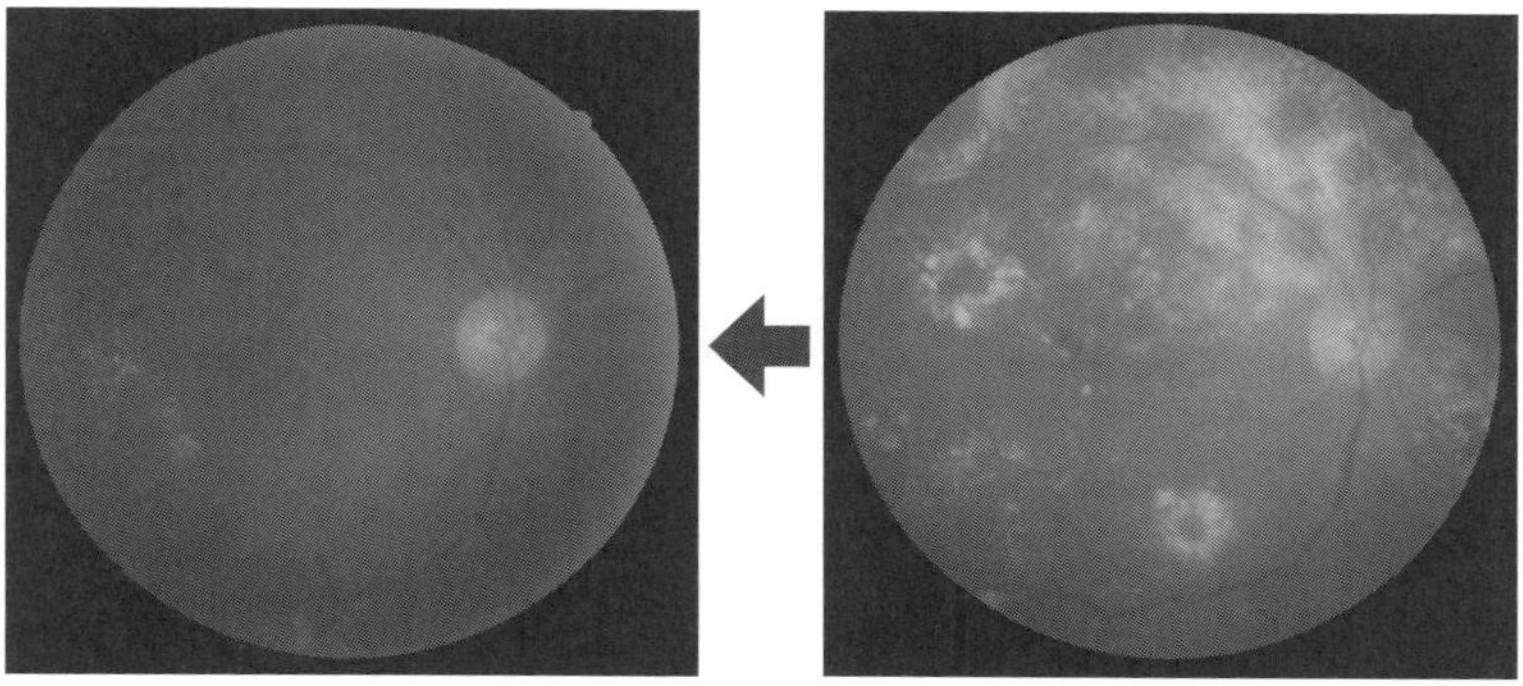

右側は初診時（2012年6月2日）、左側は約2年4カ月後（2014年10月22日）の眼底。白斑が消えた。視力も大幅に向上している。

視力は、今度は白内障の影響で少しずつ下がってきましたが、それでも左右とも0・5を保っています。白内障は、網膜症や網膜剝離と違い、手術を受ければ回復するそうなので、そんなに心配していません。

ただ、左目は、病気の影響かレーザーの影響かわかりませんが、視界がゆがんでいます。また、急に暗いところに行くと、暗さに慣れてものがよく見えるようになるまでに2〜3分かかりますが、日常生活にはほとんど支障ありません。

一時は見えなくなった目が、ここまで回復して維持できているので、本当に山口先生の指導を受けてよかったと思います。少食と歩くことは、たいへんといえばたいへんですが、私は「歩いて治るならラッキー」というぐらいの気持ちでやりました。事実、治ったのでラッキーだったと思っています。

実は、2014年に、腎臓の機能が低下し、人工透析をはじめました。少食と歩くことは腎臓にもいいはずですが、以前に糖尿病が悪化したときの影響が出てしまったようです。透析を受けるとき、少し体重が多めでないと、終わったあとの立ちくらみや吐き気などが起こるため、少し食事制限を和らげました。今後は、目の調子との兼ね合いもみながら、コントロールしていくつもりです。

山口康三先生のコメント

Fさんが最初に来院されたときの眼底写真には、多数の白斑がありました。この白斑は、血管内から出たたんぱく質や脂質などの滲出物がたまって固まったものです。眼底出血のあとなどに見られ、出血とともに視力低下の原因となります。

その眼底写真は、Fさんの糖尿病網膜症のひどさを物語っていました。このような場合、当時の主な治療としては、レーザー治療が一般的でした。出血部分や白斑部分をレーザーで焼き切る方法です。しかし、Fさんの手記にあるように、レーザー治療は、出血や変性部分を短期的には治療できますが、少し長い目で見ると、網膜にダメージを与えます。けっきょくは視力低下を招くので、できる限り避けたいものです。

行うとしても、1回くらいにとどめ、極力繰り返さないほうが、視力を守るためには望ましいのです。そのためには、患者さん自身が生活改善に取り組むことが重要になります。

なお、現在の標準治療では、レーザー治療よりも、抗VEGF薬を眼球注射することが多くなりました。当初は加齢黄斑変性だけでしたが、眼底出血にも効果があるため、糖尿病網膜症や網膜静脈閉塞症などにも使用されるようになりました。劇的に治ることもあるようになりました。

しかし、その欠点は、やはり対症療法なので、薬の効果が2カ月ほどでなくなり、また再発することです。そのため、2カ月ごとに注射をする必要があります。

最初は効果が出ても徐々に効果が出なくなることもあります。そのため、また新しい薬を試すことになります。

レーザーよりは効果があるので、眼底出血が多い方は一度試してみてもいいと思います。

そもそも糖尿病網膜症は、代表的な生活習慣病である糖尿病の悪化に伴って起こる病気です。生活改善をしないでレーザー治療や抗VEGF薬治療を行っても、繰り返すことになり、網膜へのダメージが積み重なっていきます。

糖尿病網膜症は、現在、日本人の成人の失明原因の第2位です。それだけに、失明を防ぐには、油断しないで生活改善に取り組むことが大切です。

Fさんは、そのことをよく理解されて、少食と歩くことを中心とする生活改善に熱心に取り組まれました。そのかいがあって、左目の視力は、激しい出血を起こしたあとの0・1から最高で0・6、右目は0・7から同じく1・2まで回復しました。眼底写真は、驚くほどきれいになりました。

糖尿病網膜症としては、かなり劇的な治り方です。当初の診療をされた医師が見れば、おそらく「信じられない」とおっしゃるでしょう。それほどの回復ぶりです。

その後、網膜剥離になりかけたため、やむをえずレーザー治療を受けることになりましたが、そういう場合でも、生活改善を行っていれば、最低限の治療で回復を促すことができます。

最近になって、白内障のために視力が落ちてきたとはいえ、左右0・5の視力を保つことができています。Fさんの白内障は、水晶体の後面のみが濁る「後嚢《こうのう》下《か》白内障」というタイプで、糖尿病の人に多く見られ、進行が速いのが特徴です。

しかし、白内障は眼底自体の病変ではなく、水晶体の変性なので、どこかの時点で手術をすれば視力は戻ります。ですから私は、「生活に大きな支障がないうちは、できるだけ頑張って、いずれ手術を検討しましょう」とお話ししています。

その場合でも、生活改善をしっかりしていくほど、手術を先延ばしできるので、これからも頑張っていただきたいと思います。

なお、Fさんは朝食に玄米ジュースを飲んでいます。特に糖尿病でインスリン注射をしている方は、低血糖になる可能性があるので、朝食は抜かないほうがよいでしょう。朝食を抜く際には、主治医に相談するようにしましょう。

玄米ジュースは、次のように作ります。

●玄米ジュースの作り方

①よく洗って水気を切った発芽玄米を、軽く大さじ2杯（約20g）ミキサーに入れる。

②発芽玄米がかぶる程度に水を注ぐ。

③ミキサーを5分くらい回して、玄米を細かくする（ミキサーによっては、何回かに分けて回す）。

④水を加える（全部で180㎖にする）。

⑤再びミキサーを1分くらい回す。

⑥コップに注ぎ、よくかき混ぜる。

※発芽玄米は、市販されていますが、手作りすることもできます。

玄米は深い容器に玄米とたっぷりの水を入れ、ラップかふたをすると、室温で夏は半日〜1日、冬なら2〜3日ほどで発芽します。

なお、発芽に失敗すると、においが発生するので、注意してください。

第8章

目の病気別・症状別注意点とアドバイス

前章までに紹介した生活習慣の基本的なことは、目の病気全般に対して実行していただきたいことです。特に、緑内障、白内障、加齢黄斑変性、糖尿病網膜症といった目の生活習慣病に対しては、この基本方針が効果を発揮します。

目の病気・症状によっては、特有の注意点が必要な場合もあります。本章では、主な病気別・症状別に、知っておきたい注意点やアドバイスなどをご紹介します。

なお、緑内障と白内障については、第1章で詳しく取り上げていますので、そちらを参考にしてください。

加齢黄斑変性（黄斑変性）

どんな病気？

目の網膜の中心部には、ものを見るのに重要な黄斑という部分があります。この黄斑が加齢とともに変性するのが加齢黄斑変性で、50代前後から増え、高齢になるほど多くなります。

症状は、視界の中心部がぼやけて見えたり、ものがゆがんで見えたりします。特に、黄斑部のなかでも重要な中心窩という部分に変性が起こると、強度の視力低下が起こり、進行すると失明のおそれが出てきます。現在の日本で、加齢黄斑変性は、成人の失明原因の第4位です。失明するおそれがある病気には緑内障や糖尿病網膜症などがありますが、罹患者が失明する割合が最も高いのが、加齢黄斑変性です。

多くの場合、一方の目から起こって徐々に進行するため、もう一方の目で視力が補われて発見が遅れやすくなります。定期検査を受けることや、一方の目での見え方を確認（203ページのアムスラーチャート参照）することが、早期発見に役立ちます。

加齢黄斑変性には、黄斑が萎縮する萎縮型と、異常な血管ができて網膜が障害される滲出型がありますが、日本人に発症するのはほとんどが後者です。

一般的な治療法

萎縮型については、有効な治療がありません。滲出型に対しては、網膜光凝固術（レーザー治療）や眼球注射、光線力学的療法などが行われます。

レーザー治療は、新生血管や、それによる出血をレーザーメスで焼く方法ですが、期待するほどの効果がないことがわかってきて、治療の主流は眼球注射に移ってきています。

眼球注射は、抗がん剤の一種である抗ＶＥＧＦ薬という薬を注射して、新生血管の増殖を抑え、退縮を促す治療法です。この眼球注射には、一定の効果が認められており、加齢黄斑変性の進行阻止だけでなく、続ければ視力回復にも役立ちます。

しかし、健康保険が適用されるものの、自己負担だけで１回に数万円かかり、それを定期的に続けなければなりません（欧米では月１回の注射が最もよいとされていますが、日本では患者さんの負担を減らすことと、来院患者の増加を防ぐため、２年に７回程度を基準としています）。注射をやめると再び悪化するので、それを防ぐには注射を続けるしかないわけです。

光線力学的療法は、新生血管に集まる性質を持つ物質を点滴し、弱いレーザーを照射して新生血管を退縮させる方法です。視力低下を防ぐ効果はありますが、視力回復は期待できません。

注意点とアドバイス

現在、今までのレーザー治療はほとんど効果が期待できないうえ、施術後にかえって視力が低下する場合もあることがわかっています。できるだけ受けないほうがいいでしょう（新しく、効果のあるレーザー治療も研究されています）。

眼球注射は一定の効果が望めますが、続けるとなると、身体的・経済的負担が大きくなります。そもそも、やめると悪化するのは、この注射が新生血管に対する対症療法（原因でなく症状に対する治療法）だからです。

新生血管ができるのは、網膜が血流不足、それによる酸素不足に陥っているためです。それを改善しないまま注射を続けても、根本的な解決にはならないことはおわかりいただけるでしょう。これについては、光線力学的療法も同じです。

血流をよくするには、本書でお勧めしている生活改善が効果的です。食事、運動、睡眠、ストレスなどの生活習慣を改善することで、新生血管の出血や増殖が止まり、症状を改善させることが可能で、視力が回復したケースもあります。

加齢黄斑変性も、白内障と同じく、紫外線などによる活性酸素が悪化の要因になります。活性酸素の害を防ぐために、紫外線対策や野菜の摂取などを心がけましょう。

糖尿病網膜症

どんな病気？

糖尿病で高血糖の状態が続くと、目や腎臓などの血管が障害されて合併症が起こってきます。代表的な合併症のひとつが糖尿病網膜症です。

症状としては、網膜の血管が詰まったり出血したりして、視力が低下します。たんぱく質や脂肪が血管から漏れ出て網膜にシミ（白斑）を形成することもあります。突然の眼底出血で、見えにくくなる、視界に黒やグレーのカーテンがかかったように見えることもあります。

進行に伴って飛蚊症が起こり、悪化していきます。出血を繰り返すことにより、網膜剝離を起こす場合もあります。放置していると、最終的には失明を招くので、できるだけ早期から対策を講じることが大切です。

現在、日本人の成人の失明原因のトップは緑内障ですが、少し前までは糖尿病網膜症でした。現在でも失明原因の第2位を占めており、糖尿病の患者数が増え続けているので、糖尿病網膜症は注意しなければならない目の病気です。

このほか、糖尿病の合併症として白内障も速く進みます。

一般的な治療法

血糖値が高い人は、そのコントロールをきちんと行うことが先決です。

出血に対しての治療は、それを止めるための網膜光凝固術（レーザー治療）が行われます。医療機関や医師によっては、眼底出血が起こる前に、予防的なレーザー治療を勧める場合もあります。出血によるむくみ（浮腫）がある場合は、それを抑える注射をします。大きな出血の場合は手術を行うこともあります。ただし、手術で改善するとは限らず、失明の回避がやっとというケースも少なくありません。

注意点とアドバイス

糖尿病そのものが生活習慣病ですから、生活改善が必須なのはいうまでもありません。本書で述べた方法は、糖尿病網膜症の予防や改善とともに、元になっている糖尿病自体の改善にも役立ちます。

レーザー治療で眼底の出血を止めても、その原因となる生活習慣を変えなければ、また同じレーザー治療を繰り返すことになります。レーザー治療は、ひとまず出血を止めるのには役立っても、網膜にダメージを与えるので、できるだけ受けないように、受けるにしても1回程度にしたいものです。

そのためにも、生活改善に取り組みましょう。糖尿病網膜症は、少食と歩きの励行が効果を発揮しやすい病気です。レーザー治療を受けても受けなくても、これらをぜひ実践してください。

現在の血糖値が正常でも、以前に高かった人は、年月を経て網膜症が起こることもあるので要注意です。薬などで血糖値がコントロールされていても、改善や再発予防は十分ではありません。徹底して、血流をよくする必要があります。全身の血流をよくする生活習慣を実践することによって、眼底をはじめ、目の血流が促進されます。そのような状態になることによって、網膜症は改善できるし、再発が予防できます。

黄斑前膜（黄斑上膜）

どんな病気？

網膜の黄斑の上に、透明の膜ができる病気で、黄斑上膜ともいいます。初期は自覚症状がありませんが、進んでくると、膜が厚くなったり、収縮してシワができたりするために、視力が低下したり、ものがゆがんで見えたりします。

眼球の球体の部分には、硝子体というゼリー状の組織が詰まっています。40～60代になると、硝子体が加齢に伴って変性し、全体がわずかに縮んで後ろ側が網膜から離れます。このとき、黄斑部に硝子体の一部が残ることがあり、それが厚みを増して黄斑前膜になると考えられています。

ほかに、外傷やぶどう膜炎と呼ばれる目の中の炎症などが原因となって黄斑前膜ができることもあります。

この病気で失明することはありませんが、放置しておくと、膜の厚みやシワが増すので、どんどんものが見づらくなってきます。

一般的な治療法

通常、手術（硝子体手術）をして黄斑を覆った膜を取るのが、唯一の治療法とされています。視力低下やゆがみは徐々に進むので、どこかの時点で、手術を検討するというのが一般的です。手術の際には、白内障の手術も同時に行うことが多いです。

もし黄斑前膜といわれたら、急激に進行することは少ないので、時間をかけて十分にその病気と治療法を理解することが大切です。

注意点とアドバイス

手術でしか治らないとされている黄斑前膜ですが、私の経験では、本書で述べたように生活改善を行っていけば、黄斑前膜を改善・治癒させることも可能です。少食にしてよく歩くことで、体内の余分なものが消失していく「オートファジー」というしくみが働くことが、その大きな理由と考えられます。

性急に手術を受ける前に、まずは生活改善をやってみてはいかがでしょうか。

中心性漿液性網脈絡膜症

どんな病気？

ものを見るために重要な網膜の黄斑部がむくみ、そのために視力が低下したり、ものがゆがんで見えたりする病気で、以前は「中心性網膜炎」と呼ばれていました。

原因は不明ですが、ストレスや過労が大きく影響するといわれています。年齢的には20～50代、なかでも40代に多く、特に中年男性で強いストレスにさらされている人に起こりやすい病気です。また、副腎皮質ステロイド薬の副作用で起きることもあります。

一方の目に起こりやすいので、正常なほうの目を閉じ、病気が起こった側の目だけで見ると、ものがぼやけたり、ゆがんだりするのが確認できます。失明に至ることはありませんが、放置すると視力が低下したまま固定することもあるので、注意が必要です。

一般的な治療法

この病気は、以前は強いストレスを受けている管理職の人や、スポーツ選手によく見られました。特に治療しなくても、心身の安静を心がけることで、わりあい簡単に自然治癒していました。しかし、最近はごく一般的に見られるようになり、自然治癒もしにくくなってきました。

一般的な治療法としては、血液循環を改善する薬やビタミン剤などを投与して経過をみていきます。再発を繰り返す例も多く、その場合はレーザー治療を勧められることもあります。

注意点とアドバイス

この病気の要因としてストレスや過労が指摘されていますが、ほかの側面として、血液循環や水分代謝が悪いことも影響していると考えられます。血液循環や水分代謝が健全に保たれていれば、余分な水分は血流にのって排泄されます。それがうまくいかないことが、一因になっているわけです。

血液循環や水分代謝を悪くする原因としては、脱水、コーヒーや緑茶といったカフェイン入り飲料やアルコール類の飲みすぎ、運動不足、甘いものや脂っこいもののとりすぎなどが挙げられます。これらに気をつけることが、中心性漿液性網脈絡膜症の改善につながります。ぜひ心がけてください。

網膜静脈閉塞症

どんな病気?

心臓や脳では血栓(血のかたまり)が血管に詰まることが知られていますが、網膜の血管も詰まることがあります。網膜の静脈が閉塞する(詰まって血液が流れなくなる)のが網膜静脈閉塞症です。静脈が詰まると、そこで血液があふれ出して眼底出血を起こしたり、血液が網膜内に閉じ込められて網膜浮腫(網膜のむくみ)を起こしたります。

糖尿病網膜症と並んで、眼底出血を起こす代表的な病気でもあります。高血圧や動脈硬化と深い関係があり、この病気を起こした患者さんの多くに高血圧による動脈硬化が見られます。眼底出血を起こすと、その部分の視野が欠け、網膜浮腫を起こすと視力の低下が起こります。

ただし、網膜の静脈のどの部分が詰まったかによって2種類に分かれます。網膜内にある動静脈交差部の静脈が詰まるのが網膜静脈分枝閉塞症、視神経内にある静脈が閉塞するのが網膜中心静脈閉塞症です。

後者のほうが網膜全体に影響するため、視力がより強く障害されます。前者が比較的年配の人に多いのに対し、後者は若い人から高齢の人まで、幅広い年代に見られます。

一般的な治療法

一般的には、網膜の出血やむくみに対して網膜光凝固術（レーザー治療）を行ったり、眼球内にさまざまな薬を注射したりします。手術が検討されることもあります。

注意点とアドバイス

この病気の原因である高血圧は生活習慣病ですから、いうまでもなく生活改善が大切です。当院では、網膜静脈閉塞症の患者さんにも、本書で述べているような生活指導を行っており、病状が改善した例が多数あります。

レーザー治療などは、できるだけ最小限にして、まずは生活改善に取り組んでみましょう。レーザー治療を受ける場合にも、油断しないで生活を整えることが大切です。

網膜色素変性症

どんな病気？

網膜の細胞に異常が起こる遺伝性の病気で、特定疾患（難病）に指定されています。

網膜にある細胞のうち、目に入ってきた光に最初に反応する視細胞に異常が起こります。

最初は、暗いところでものが見えにくくなったり、視野が狭くなって人やものにぶつかりやすくなったりします。異常にまぶしく感じたり、視野全体が白っぽく感じたりすることもあります。進行とともに視力が低下し、色覚異常なども起こってきます。遺伝子が深くかかわることはわかっていますが、異常を起こした遺伝子が特定される例はごく一部です。また、人によっては病気の進行度が大きく異なるのもこの病気の特徴です。同じ遺伝子に異常がある患者さんどうしでも、進行の度合いに大きな差がみられることもあり、まだまだ不明な点が多い病気です。

一般的な治療法

残念ながら、異常を起こした網膜の細胞を元に戻したり、確実に進行を止めたりする医学的な治療法は確立されていません。進行を遅らせることを期待して、β《ベータ》-カロテンの一種やビタミンA剤の内服、血液循環をよくする薬などが用いられます。まぶしさを防ぐサングラス（遮光メガネ）や拡大読書器などによるサポートも行われます。

注意点とアドバイス

遺伝性の病気である網膜色素変性症の場合、生活習慣の改善による効果は、当然のことながら、目の生活習慣病ほど明らかとはいえません。しかし、目に負担をかけないことや、目の血流をよくすることは同じように大切です。そうした観点から、私は、網膜色素変性症の患者さんにも、できる限りの生活改善をお勧めしています。

それとともに、過去の研究で、網膜色素変性症に対する効果が認められたという報告のある漢方薬を処方しています。

その処方は、基本的には桂枝茯苓丸《けいしぶくりょうがん》と小柴胡湯《しょうさいことう》です。特に、血流をよくする作用のある桂枝茯苓丸はよく用います。体質や病状によっては、小柴胡湯の代わりに苓《りょう》桂朮甘湯《けいじゅつかんとう》を使ったり、むくみやすい人では五苓散《ごれいさん》を使ったりすることもあります。

こうした生活改善と漢方薬の組み合わせで、病状の改善までは難しいものの、維持や進行の遅延に成功している例はあります。

眼底出血

どんな病気？

文字どおり眼底に起こる出血のことで、その大部分は網膜の血管からの出血です。

眼底出血を起こす代表的な病気は糖尿病網膜症と網膜静脈閉塞症ですが、ほかに黄斑変性や、高血圧といった全身病などからも起こります。外傷によって起こることもあります。

出血の場所や程度にもよりますが、目のかすみや視力低下、飛蚊症、ものがゆがんで見える、視野の狭窄といった病状が起こります。黄斑部にひどい出血があると、一時的にものがほとんど見えなくなる場合もあります。

一般的な治療法

出血を止めたり予防したりする手段として網膜光凝固術（レーザー治療）が行われています。しかし、最近は、それに代えて抗ＶＥＧＦ薬の眼球注射を行うことが多くなっています。

注意点とアドバイス

眼底出血にレーザー治療を行うことについては、有効性を疑問視する声が強くなってきています。医学的な治療法としては、有効性の認められた抗ＶＥＧＦ薬の眼球注射のほうがいいでしょう。

ただし、その場合でも、眼底出血のおおもとになっている生活習慣の改善は必須です。眼底出血の改善だけでなく、後遺症の予防や再発予防のためにも、ぜひ生活改善に取り組んでください。

硝子体出血

どんな病気？

硝子体は、眼球に詰まっている透明なゼリー状の組織です。透明でなければならないので、ここに血管はありません。しかし、なんらかの原因で網膜の血管からの出血が硝子体に入り込み、混濁することがあります。これが硝子体出血です。

糖尿病網膜症、網膜静脈閉塞症、加齢黄斑変性などで、もろい血管ができたときに見られるほか、網膜剝離、血管の炎症、外傷などでも起こります。

症状は、突然起こるひどい飛蚊症や急激な視力低下などです。血液の赤い色が見える場合もあります。

一般的な治療法／注意点とアドバイス

一般的には、新生血管からの出血を止めたり、新生血管の発生自体を防いだりするために、レーザー治療や抗ＶＥＧＦ薬の眼球注射が行われます。

硝子体の混濁が自然に消失しなければ、手術が行われます。手術で混濁は取れますが、何度も出血と混濁を繰り返すケースが多く見られます。

原因は網膜からの出血ですから、眼底出血と同じく生活改善が重要です。医学的治療を受ける場合も、症状の改善を促して再発を防ぐため、生活改善を行いましょう。

薬の副作用による光線過敏症

どんな病気？

薬の多くは体にとって毒であり、危険なものです。そういう知識を持っていても、ふだんは軽視していたり、「病気を治すためだからしかたがない」と思っていたりする人が多いようです。

しかし、薬の副作用として起こりうる症状を知っておけば、その症状が出たとき、医師に相談してほかの薬に替えたり、減薬や薬の中断を検討してもらったりできます。

病気との関係でやむをえずその薬を使うとしても、無用な心配をしないですみますし、生活上の工夫で軽減することもできるでしょう。その意味で、薬によって目に現れる副作用について、知っておいていただきたいと思います。

内科、皮膚科、精神科、心療内科などで処方される薬によって、光線過敏症、目の周りのアレルギー症状、目の調節障害（老眼のような症状）、緑内障、白内障、複視、流涙（涙目）、視力異常、目の各部の炎症、ドライアイ、色覚異常などが起こる場合があります。薬を服用しはじめてこれらに気づいたら、主治医に相談しましょう。

このなかでも、特に問題なのが「光線過敏症」です。

目には、紫外線を感知して、吸収しないようにブロックする機能が備わっています。ところが、光線過敏症を引き起こす薬は、紫外線に対する目のセンサー機能を弱めます。その結果、紫外線が目に吸収されやすくなってしまいます。

紫外線は有害な活性酸素を発生させ、目の水晶体や網膜に障害を起こします。すると、白内障や加齢黄斑変性などの症状を進めてしまうことになります。

一般的な治療法／注意点とアドバイス

現代医学の大半の薬（化学薬品）が、光線過敏症を招くといっても過言ではありません。高血圧や脂質異常症、糖尿病といった生活習慣病の薬をはじめ、抗アレルギー薬、消炎鎮痛剤、抗生物質、向精神薬、抗がん剤などに、光線過敏症を引き起こすものが数多くあります。

これらの薬を服用している人は、目の病気を防ぐために、紫外線を目に過剰に受けないように工夫することが求められます。また、主治医と相談しながら、減薬に努めることも大切です。

結膜下出血

どんな病気？

過労や睡眠不足のとき、飲酒をしたあと、あるいは目の炎症を起こしたときなどに、白目（眼球結膜）が出血して赤くなることがあります。これが結膜下出血です。

白目の表面は結膜で覆われています。結膜下出血は、この膜の下の血管が切れ、内出血を起こした状態です。病気が原因でなければ、痛みなどはありません。

一般的な治療法

通常は、経過観察すると、出血が吸収されてなくなり、元の白目に戻ります。白目全体が真っ赤になっている場合でも、少し日数はかかるものの、通常は自然治癒します。ただし、外傷のあとや痛みを伴うときなどは、早めに眼科を受診してください。

注意点とアドバイス

睡眠不足や過労など、原因になる生活上の要因を避けることは、もちろん大切です。しかし、同じ程度の睡眠不足や過労でも、結膜下出血を繰り返し起こす人と、そうでない人がいます。

私の経験からいえば、その背景には、ふだんの食事や生活に問題があります。肉や脂っこいもの、砂糖、カフェイン飲料、アルコール飲料などを多くとる傾向がありま す。加えて、運動不足、ストレスが多い、クーラーをよく使う人なども起こりやすく、頭痛、肩こり、腰痛、冷え症などを訴える傾向があります。結膜の血管を見ると、非常に流れにくくなっています。

結膜下出血そのものは、自然に治る日常的な目の症状です。しかし、これを繰り返すことは、目と体の赤信号ととらえて、生活を整えることをお勧めします。

飛蚊症

どんな病気?

実際には何もないのに、蚊やハエ、糸くず、輪っか、つながったカエルの卵のようなものが浮かんで見えるのが飛蚊症です。硝子体の中に、組織のかけらなどが混じっていると、網膜がそれを感知して飛蚊症が起こります。視線を動かすといっしょに動き、明るい空を見たときによく見え、暗いところでは見えなくなるのが特徴です。

飛蚊症の大部分は、加齢などに伴って起こる生理的なもので、心配ありません。しかし、ときには網膜剝離や眼底出血といった重大な症状の前ぶれや初期段階で起こることもあります。急に激しい飛蚊症が起こったときは、眼科を受診しましょう。

一般的な治療法／注意点とアドバイス

生理的な飛蚊症に対しては、特に医学的な治療を行う必要はありません。なんらかの目の病気が原因の場合は、その治療が必要になります。

生理的な飛蚊症は、もともと硝子体に含まれる組織のかけらや、加齢に伴う硝子体の変性などが原因とされています。私は、それらに加えて、血液循環や水分代謝の悪さが影響しているのではないかと考えています。

というのは、生活改善で血液循環や水分の代謝がよくなってくると、飛蚊症が軽減することがよくあるからです。「生理的なものといわれても気になる」という人は、生活改善に取り組んでみてはいかがでしょうか。

霰粒腫《さんりゅうしゅ》

どんな病気？

上下のまぶたのふちには、マイボーム腺という特殊な皮脂腺が数十個並んで脂肪を分泌しています。この脂肪が、目を覆う涙の表面に油の層をつくって、涙を均一に行き渡らせ、涙の蒸発を防ぎ、涙がほおにこぼれ落ちるのを防いでいます。

このマイボーム腺の出口が詰まると、中に脂肪がたまり、まぶたの中に半円状の腫れものができることがあります。これが霰粒腫です。細菌感染症によって起こる麦《ばく》粒腫《りゅうしゅ》（ものもらい）と違って、基本的には痛みを伴いません。

ただし、霰粒腫ができたあとに細菌感染を起こして急に赤く腫れることもあり、この場合は痛みが出てきます。

一般的な治療法

眼科では腫れた部分を切除して治療します。その部分のマイボーム腺ごと取るので、切除すれば、そこには二度と霰粒腫はできません。しかし、再発予防の対策をしなければ、別の部分にまたできます。再発・切除を繰り返していると、マイボーム腺の働きが落ちてきて、ドライアイなどのリスクが高まるので、注意が必要です。

注意点とアドバイス

できれば最初から切らないで治すのが、目のためには望ましいです。霰粒腫の発症には、食生活が大きく影響しています。

マイボーム腺から分泌される脂肪は、普通、35度で溶けるので、通常の体温なら固まることはありません。しかし、甘いものや脂っこいもの、カフェイン飲料やアルコール飲料などをとりすぎていると、脂肪の質が変化し、体温で溶けにくくなります。そのため、マイボーム腺が詰まりやすくなるのです。

また、体の血液循環が悪いことによっても、マイボーム腺が詰まりやすくなります。

本書で紹介する生活改善、特に食事や血流の改善を実行すると、霰粒腫は切らなくても治っていきますし、再発も防げます。霰粒腫を起こしやすい人は、ぜひやってみてください。

ドライアイ

どんな病気？

涙の減少や質の悪化により、目が乾きやすくなるのがドライアイです。目の表面が傷ついて炎症を起こし、目の痛み、かゆみ、不快感、異物感、充血、かすみ目、視力低下、まぶしさなどが起こります。

ドライアイの危険因子としては、加齢による涙の量や性質の低下、長時間のパソコン作業やスマホ操作、エアコンによる乾燥、コンタクトレンズの不適切な使い方、喫煙、涙の分泌を減らす作用のある飲み薬、涙の油を作るマイボーム腺の病気、シェーグレン症候群や関節リウマチなどの膠原病などがあります。

一般的な治療法／注意点とアドバイス

一般的に眼科では、目の渇きを防ぐ生活指導（部屋の乾燥を防ぐ、長時間のパソコン作業を避けるなど）や点眼薬の処方、涙の出口をふさぐ治療法などが行われます。

しかし、なかなか改善できないケースも多く、現在では「ドライアイは眼科で最も多い病気」とさえいわれるようになっています。

ドライアイにはさまざまな原因がありますが、最も多いのは、マイボーム腺の出口に脂肪が詰まる場合です。マイボーム腺が詰まると、脂肪が分泌されず、眼球表面に油膜ができないので、目がすぐ乾いてしまうのです。そのようなときは、蒸しタオルで1日2～3回、10～20分目を温めると、詰まりが取れて乾きにくくなります。

また、マイボーム腺の詰まりには、食生活や血液循環が大きく影響しています。甘いものや脂っこいもののとりすぎによって、脂肪の分泌が増えすぎることや、血液がドロドロになって循環が悪くなるからです。

生活習慣を見直して食生活や血液循環を改善すれば、ドライアイの改善にもつながります。目の乾きに悩んでいる人は、ぜひ心がけてください。

アレルギー性結膜炎

どんな病気？

まぶたの裏側と白目の表面は、結膜で覆われています。この膜が炎症を起こすのが結膜炎です。原因によって、細菌性結膜炎やウイルス性結膜炎もありますが、アレルギーによって起こるのがアレルギー性結膜炎です。

症状は白目の充血、目ヤニ、目のかゆみ、目がゴロゴロする（異物感）、腫れ、痛みなどです。

一般的な治療法／注意点とアドバイス

眼科では、原因に応じた点眼薬を処方します。それを使えば、ひとまず症状が治まることも多いのですが、原因はアレルギーですから、体質を改善しない限り、繰り返し起こります。

目の症状に限りませんが、アレルギーは腸に大本の原因があります。通常、腸の壁は、栄養などの小さな分子だけを通し、大きな異物は通さないようにしています。しかし、腸のバリア機能が弱まると、本来通さないはずの大きな分子を通して、それが体内に入り、免疫が過剰に反応してアレルギーを引き起こします。体が過敏になると、目に侵入したホコリなどにも反応するようになります。

腸のバリア機能を弱める原因は、ストレスやアルコールの過剰摂取、高脂肪食や加工食品の摂取、食物繊維の不足などにより、腸内環境が乱れることです。

腸内細菌のバランスの乱れや、自律神経のバランスが乱れて副交感神経優位に傾いていることも、アレルギーを助長します。

本書で紹介している生活改善は、腸内環境や自律神経を整えて正常化していくのに効果的です。そのため、アレルギー性結膜炎の予防にも役立ちます。

目の病気の早期発見に役立つ「アムスラーチャート」

アムスラーチャートは、10㎝角の正方形に、５㎜間隔で縦横に線を引いて格子状にしたもので、眼科で検査にも使われます。使い方は、以下のとおりでたいへん簡単です。

①アムスラーチャートを目から30㎝離して見る。

②右目を手などで覆って左目だけで、真ん中の白い点を見る（メガネやコンタクトレンズを使っている人は、装着した状態で）。
③白い点を見ながら、点と周囲の格子がどう見えるか、下記についてチェックする。
・白い点が見えているか。
・線がゆがんでいる部分はないか。
・線が欠けたり、ぼやけたりしている部分はないか。
・終わったら、左目を覆って右目だけで、同様にチェックします。
　例えば、白い点とその周囲がぼやけていたり、ゆがんでいたりしたら、黄斑変性が疑われます。また、どの位置でも線が欠けて見える場合は、緑内障を疑う必要があります。これらの症状を含め、チャートのどこかにゆがみや欠け、ぼやけた部分などがあれば、ほかの目の病気の可能性もあります。

　ポイントは、「左右一方の目ずつ見る」という点で、それにより、ふだんは両目で見て補い合っているために、わかりにくい症状が発見できます。異常に気づいたら、早めに眼科を受診し、アムスラーチャートがどのように見えるかを医師に伝えましょう。

目の病気の早期発見に役立つ「アムスラーチャート」

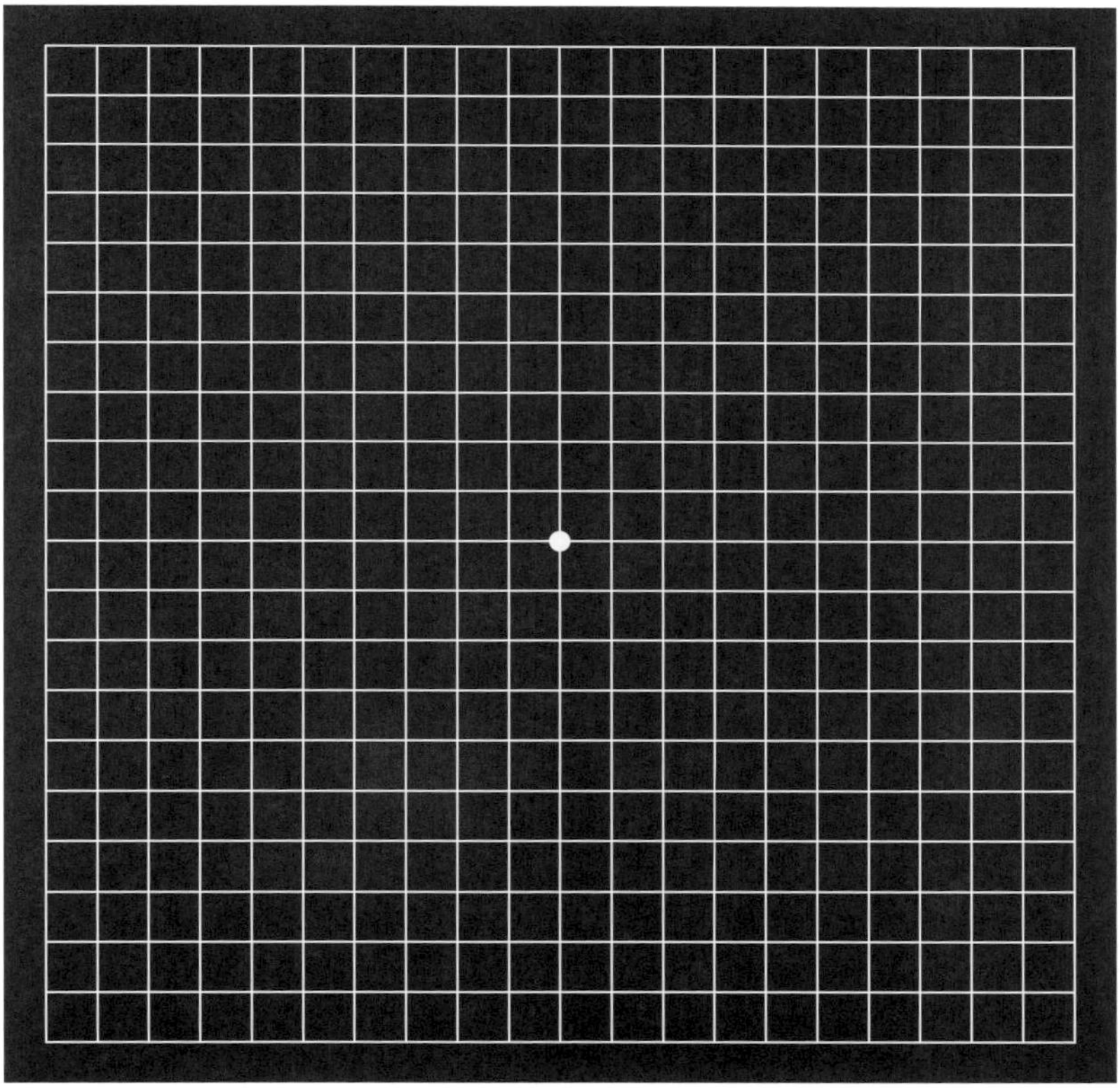

30㎝離して一方の目で中央の白い点を見る。

おわりに

私が日々の診療で患者さんによくお伝えするのは、「ご自身が主治医になってください」ということです。

病気を治すのは医師ではなく、最終的には患者さん自身の力です。そのためには、医師任せにせず、病気について学び、「自分で治そう」という意識を持つことが大切です。

医師は病気を診断し、治療方法を提案しますが、治療に関しては、あくまでも対症療法や補助的な治療です。体質を改善して根本から治せるのは、患者さんご自身です。ですから、当院では患者さんが自ら行う生活改善の指導を重視しています。

もっとも、生活改善で病気がよくなった事例を読んでも、「私にはできない」と感じる患者さんも少なくありません。

「甘いものをやめようとしても続かない」「運動も腹八分目も、三日坊主で終わる」

「お酒やタバコがやめられない」「天ぷらやフライをやめられない」「私は意志が弱いからできない」——こうした悩みを抱える方は多いです。

しかし、生活習慣の改善に意志はほとんど関係ありません。習慣の問題なのです。誤った生活習慣が目や体に及ぼす悪影響を正しく理解し、段階を追って徐々に改善していくようにすれば、無理なく実践できます。

当院に来られる患者さんは、特別に意志が強いわけではありません。皆さん、自分に合った方法をいろいろ工夫しながら、少しずつ生活習慣を見直し、病気を改善しておられます。

小さな変化を積み重ねることで、病状の進行が止まったり、視力が回復したりと、体感できるようになります。**それが大きな喜びとなり**、「自分で治そう」という気持ちがさらに強くなるのです。

人生100年時代を迎え、目の健康寿命を延ばす啓発活動として、最近は「アイフレイル」という言葉が使われるようになりました。

アイフレイルとは、加齢により目の機能が衰えた状態ですが、さらに詳しく述べると、「加齢に伴って目が衰えてきたうえに、さまざまな外的ストレスが加わることによって目の機能が低下した状態、またはそのリスクが高い状態」を指します。外的ストレスとは、食事、運動、睡眠、ストレスなど、まさに生活習慣の問題です。どのような生活習慣を送るかによって、目の衰え方や病状も変わってきます。

人間の体には、自分で病気を防ぎ治そうとする「自然治癒力」が備わっています。それを最大限に引き出すには、正しい生活習慣が大切です。
私は40年以上にわたり、患者さん自身が持つ「自然治癒力」を信じて医療に取り組んできました。本書は、私が今まで患者さんにお伝えしてきたことのエッセンスをまとめたものです。
本書をお読みいただいて、皆さんの目の健康寿命が延びる一助となれば、眼科医としてこれに勝る喜びはありません。

山口康三

参考文献

『ほんとうは治る防げる目の病気』（農山漁村文化協会）
『白内障・緑内障が少食でよくなる』（マキノ出版）
『緑内障・白内障は朝食抜きでよくなる』（マキノ出版）
『月刊　綜合医学　2010年10月号』（日本綜合医学会）
『月刊　綜合医学　2017年1月号』（日本綜合医学会）
『月刊　綜合医学　2017年6月号』（日本綜合医学会）
『季刊　綜合医学　2022年夏号』（日本綜合医学会）
『あたらしい眼科　2019年2月号』（メディカル葵出版）
『あたらしい眼科　2021年5月号』（メディカル葵出版）
『あたらしい眼科　2022年5月号』（メディカル葵出版）

山口康三（やまぐち　こうぞう）
1981年、自治医科大学医学部卒業。横浜市立市民病院、神奈川県立厚木病院、神奈川県立藤野診療所勤務を経て、91年に栃木県下野市に回生眼科を開業。日本眼科学会専門医、日本東洋医学会漢方専門医、日本綜合医学会副会長。食事や運動、睡眠などで綜合的に対処する「目の綜合医学」を考案・確立。著書に『緑内障・白内障は朝食抜きでよくなる』（マキノ出版）、『［山口式］自力で白内障・緑内障・黄斑変性を治す本』（主婦の友社）などがある。

緑内障・白内障は血流の改善でよくなる
黄斑変性・糖尿病網膜症・ドライアイにも効果

2025年　4月30日　第1刷

著　者　　山口康三
発行者　　小宮英行
発行所　　株式会社徳間書店
〒141-8202
東京都品川区上大崎3-1-1　目黒セントラルスクエア
電話　編集（03）5403-4344
販売（049）293-5521
振替 00140-0-44392
印刷・製本　三晃印刷株式会社

ISBN978-4-19-866004-8